Dorothee Dziewas

Winter Fest

SCM Collection

QUELLENNACHWEIS

Die zitierten Bibeltexte ohne Quellenangabe entstammen der Lutherbibel, revidierter Text 1984, durchgesehene Ausgabe in neuer Rechtschreibung, © 1999 Deutsche Bibelgesellschaft, Stuttgart

Alle anderen Zitate sind aus folgenden Übersetzungen entnommen:

Gute Nachricht Bibel, revidierte Fassung, durchgesehene Ausgabe in neuer Rechtschreibung © 2000 Deutsche Bibelgesellschaft, Stuttgart (GN)

Neues Leben. Die Bibel © 2002 und 2005 by Hänssler Verlag, D-71087 Holzgerlingen (NL)

S. 23 entnommen aus: Eugen Roth, Sämtliche Menschen, Hanser Verlag: München 1983

S. 30f entnommen aus: Norbert Lechleitner (Hg.), Ein Lächeln für die Seele, S. 120ff. © Verlag Herder GmbH, Freiburg im Breisgau, 2005

S. 32 entnommen aus: Anthony de Mello, Warum der Schäfer jedes Wetter liebt, HERDER spektrum Bd. 5660, S. 34
Aus dem Englischen von Ursula Schottelius, © Verlag Herder GmbH, Freiburg im Breisgau, 23. Gesamtauflage 2007

S. 55 entnommen aus: Anthony de Mello, Eine Minute Unsinn, HERDER spektrum Bd. 5658, S. 137f.
Aus dem Englischen von Robert Johna, © Verlag Herder GmbH, Freiburg im Breisgau, 3. Auflage 2008

S. 56 entnommen aus: Albrecht Gralle, Josef steigt aus, SCM Collection Verlag im SCM-Verlag GmbH & Co. KG, Witten

S. 63 entnommen aus: Charles E. Cowman, Alle meine Quellen sind in dir, Gerth Medien, Asslar

Fotos: Corbis (Titel), Dietmar Reichert (10/11, 32/33, 34/35, 44/45, 46/47, 48/49, 58/59, 64, 68/69), fotolia (7, 13, 60), istock (18/19, 20/21, 50/51, 54/55, 56/57, 62), photocase (8/9, 12/13, 14/15, 16/17, 22/23, 24,25, 26/27, 28/29, 30/31, 37, 38, 40, 42, 43, 63, 67, 67, Vor- und Nachsatz), www.chefkoch.de (53)

© 2008 SCM Collection Verlag im SCM-Verlag GmbH & Co. KG, Witten
Gesamtgestaltung: Dietmar Reichert, Dormagen
Druck: Druckerei Theiss, Österreich
ISBN: 978-3-7893-9338-9
Bestell-Nr. 629.338

Inhalt

	Vorwort	9
1	Wetterwechsel – positiv in den Winter starten	12
2	Die Zeit der Bücher – lesen und lesen lassen	20
3	Etwas Warmes braucht der Mensch – Rezepte gegen Eiszeiten	26
4	Frische Luft für die ganze Familie – Kommen Sie in Bewegung!	34
5	Winterschlaf – neue Kraft durch Zeiten der Ruhe	39
6	Die stille Jahreszeit – Nachdenken über die Schöpfung	44
7	Vitamine und Co. – Stärkung fürs Immunsystem	50
8	Weihnachten – Licht in der Dunkelheit	54
9	Gemütliche Abende zu Hause – Entspannung und Geborgenheit	60
10	Hab Sonne im Herzen – Frühlingsgedanken für Leib und Seele	65

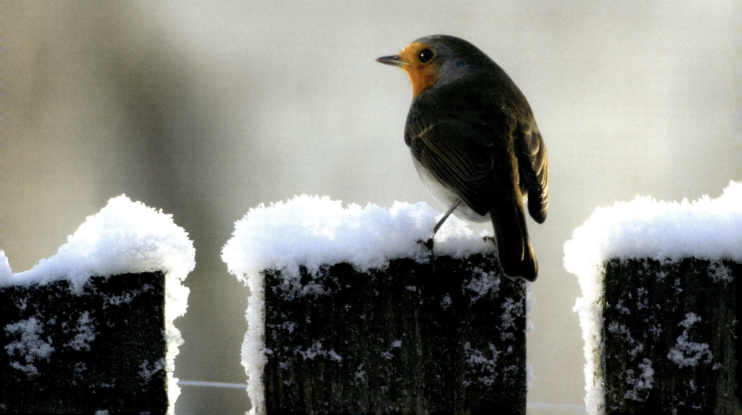

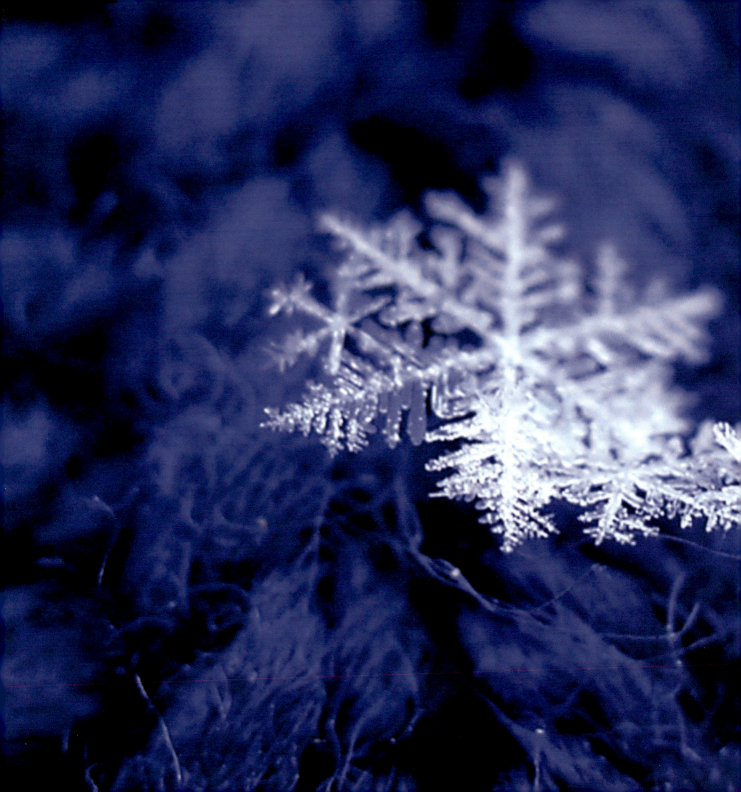

Vorwort

Winter – die meisten von uns sehen dieser Jahreszeit wohl mit gemischten Gefühlen entgegen. Einerseits hoffen wir auf eine weiße Weihnacht, andererseits machen Schnee und Eis uns nicht nur im Straßenverkehr das Leben schwer. Bei heißem Tee ist es im Haus schön kuschelig warm, aber wer hinaus in die Kälte muss, für den wird es ungemütlich. Weihnachtlicher Kerzenschein und bunte Lichter erhellen Häuser und Straßen, doch oft sind die Tage auch dunkel und trüb. Wen es in die Berge und auf die Piste treibt, der genießt die winterlich verschneite Landschaft, aber vielen Menschen sitzt die feuchte Kälte nebliger Novembertage in den Knochen.

Der Winter ist also eine zweischneidige Angelegenheit, und viel hängt von unserer Einstellung zu dieser Jahreszeit ab. Wir können uns mürrisch durch die kalten Monate quälen oder uns dazu entschließen, die schönen Seiten des Winters bewusst zu genießen.

Dieses Buch will Sie dazu einladen, Letzteres zu tun. Entdecken Sie, was der Winter an Schätzen für Sie bereithält, und lassen Sie sich auf das Winter-Fest ein. Schalten Sie im hektischen Alltag einen Gang herunter und gönnen Sie Ihrem Körper und Ihrer Seele eine Auszeit. Sie werden sehen, dass der Winter einen besonderen Zauber hat – genießen Sie ihn!

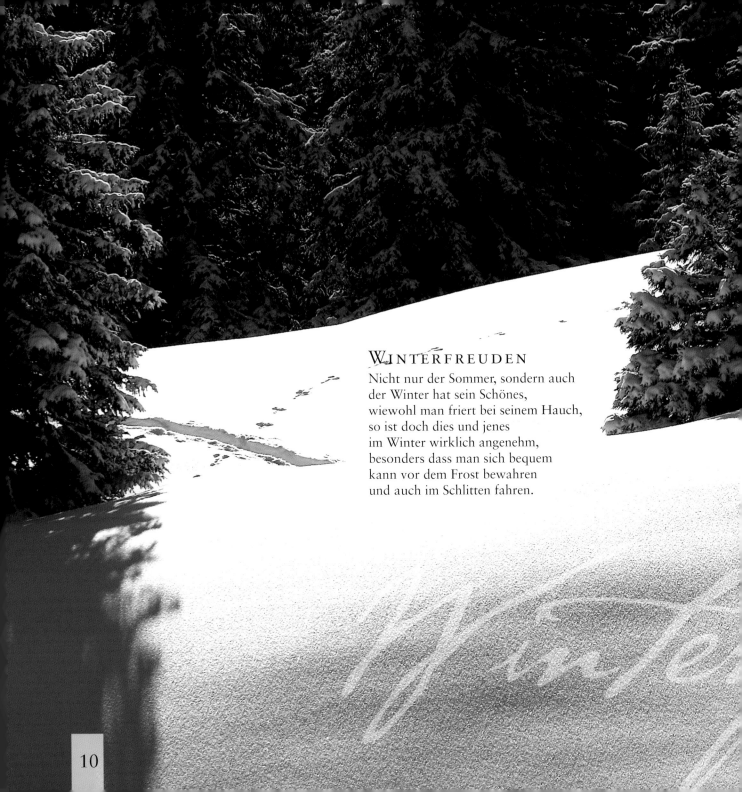

Winterfreuden

Nicht nur der Sommer, sondern auch
der Winter hat sein Schönes,
wiewohl man friert bei seinem Hauch,
so ist doch dies und jenes
im Winter wirklich angenehm,
besonders dass man sich bequem
kann vor dem Frost bewahren
und auch im Schlitten fahren.

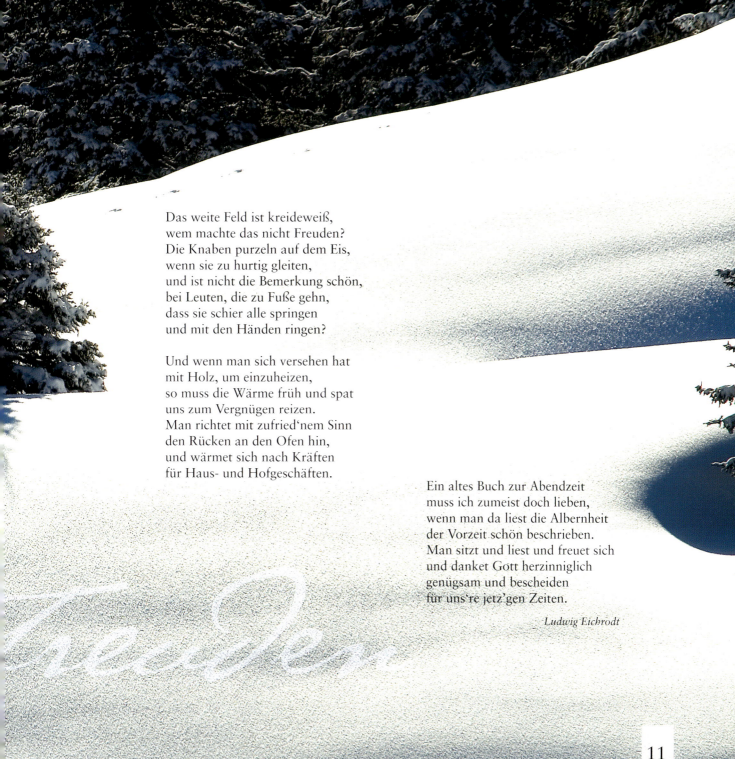

Das weite Feld ist kreideweiß,
wem machte das nicht Freuden?
Die Knaben purzeln auf dem Eis,
wenn sie zu hurtig gleiten,
und ist nicht die Bemerkung schön,
bei Leuten, die zu Fuße gehn,
dass sie schier alle springen
und mit den Händen ringen?

Und wenn man sich versehen hat
mit Holz, um einzuheizen,
so muss die Wärme früh und spat
uns zum Vergnügen reizen.
Man richtet mit zufried'nem Sinn
den Rücken an den Ofen hin,
und wärmet sich nach Kräften
für Haus- und Hofgeschäften.

Ein altes Buch zur Abendzeit
muss ich zumeist doch lieben,
wenn man da liest die Albernheit
der Vorzeit schön beschrieben.
Man sitzt und liest und freuet sich
und danket Gott herzinniglich
genügsam und bescheiden
für uns're jetz'gen Zeiten.

Ludwig Eichrodt

1 Wetterwechsel – positiv in den Winter starten

Wenn die Nebel kommen

Sonnenschein wirkt köstlich,
Regen erfrischt,
Wind rüttelt auf,
Schnee erheitert.
Es gibt kein schlechtes Wetter,
nur verschiedene Arten
von gutem Wetter.

John Ruskin

Der goldene Oktober zeigt sich noch einmal von seiner schönsten Seite, Herbststürme schütteln das Laub von den Bäumen und die ersten Nachtfröste mahnen den Gartenfreund, sich um die Überwinterung seiner Balkonpflanzen zu kümmern. Jetzt ist es endgültig an der Zeit, sich von den bunten Farben des Herbstes zu verabschieden und sich auf die grauere, dunklere Jahreszeit einzustellen, auf nasskaltes Wetter und zum Teil schon empfindlich niedrige Temperaturen. Die Tage sind kürzer, und nach der Umstellung auf die Winterzeit Ende Oktober bricht der Abend unerwartet früh herein. Das Leben verlangsamt sich, und all das schlägt uns aufs Gemüt.

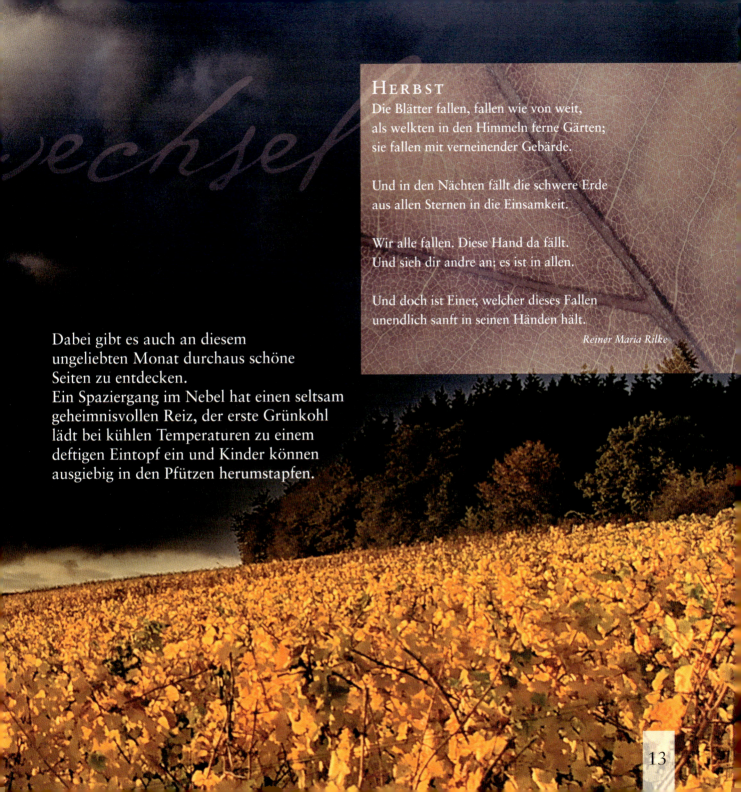

HERBST

Die Blätter fallen, fallen wie von weit,
als welkten in den Himmeln ferne Gärten;
sie fallen mit verneinender Gebärde.

Und in den Nächten fällt die schwere Erde
aus allen Sternen in die Einsamkeit.

Wir alle fallen. Diese Hand da fällt.
Und sieh dir andre an: es ist in allen.

Und doch ist Einer, welcher dieses Fallen
unendlich sanft in seinen Händen hält.

Reiner Maria Rilke

Dabei gibt es auch an diesem ungeliebten Monat durchaus schöne Seiten zu entdecken.
Ein Spaziergang im Nebel hat einen seltsam geheimnisvollen Reiz, der erste Grünkohl lädt bei kühlen Temperaturen zu einem deftigen Eintopf ein und Kinder können ausgiebig in den Pfützen herumstapfen.

Begrüßen Sie die neue Jahreszeit!

Hier sind ein paar Anregungen, wie Sie sich auf den kommenden Winter einstellen können:

Nutzen Sie die ersten ungemütlich kalten Tage doch einfach, um Ihren Kleiderschrank einmal gründlich aufzuräumen. Holen Sie die kuscheligen Pullover und Wollsocken hervor und motten Sie die Sommersachen ein. (Ein kleiner Tipp am Rande: Am besten sortieren Sie bei der Gelegenheit gleich die Kleidungsstücke aus, die Sie in diesem Sommer überhaupt nicht getragen haben – die Wahrscheinlichkeit, dass Sie sie auf Dauer entbehren können, ist ziemlich hoch! Spenden Sie die Sachen für einen wohltätigen Zweck oder bringen Sie sie in einen Secondhandladen.)

Suchen Sie in Ihrer Musiksammlung, der CD-Abteilung des Kaufhauses oder der Stadtbücherei oder im Internet nach klassischer Musik und machen Sie es sich damit auf dem Sofa bequem. Je nach Geschmack können Sie dabei fröhliche Klänge oder etwas Schwermütiges wählen – beides gibt Ihnen die Möglichkeit, zur Ruhe zu kommen und es sich in Ihren vier Wänden gemütlich zu machen.

Laden Sie gute Freunde, für die Sie länger keine Zeit hatten, wieder einmal zu einem Abendessen ein – lange Abende eignen sich wunderbar für ausgiebige Gespräche.
Nutzen Sie die Zeit vor dem trubeligen Weihnachtsstress, um sich Geschenke für Ihre Lieben zu überlegen. Wie wäre es zum Beispiel mit einem selbst gestalteten Kalender mit Fotos oder Gedichten? So schlagen Sie gleich zwei Fliegen mit einer Klappe: Sie entzerren die hektische Geschenksuche kurz vor Heiligabend und werden gleichzeitig kreativ.
Sie werden merken, wie gut das tut!

Haben Sie einen Fotoapparat? Dann gehen Sie doch einmal gezielt auf Motivsuche in der spätherbstlichen Natur: Pilze im Wald, Nebelstimmung über den Wiesen und Feldern, Regentropfen an der Fensterscheibe – es gibt genug zu entdecken.

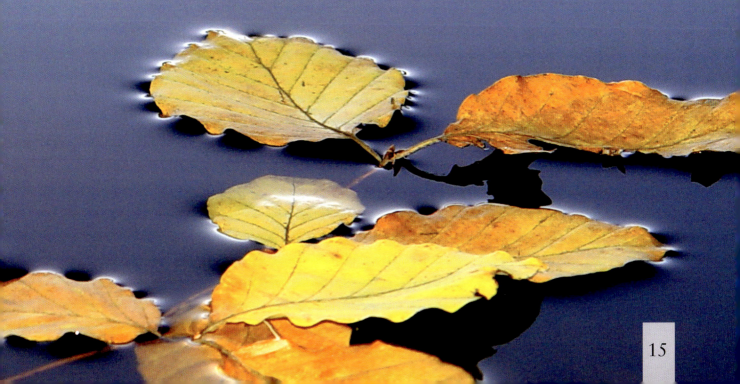

> „Herr, lehre uns bedenken,
> dass wir sterben müssen …"
> *(Psalm 90,12)*

Der November ist eine Zeit des Gedenkens an die Verstorbenen, und im Laufe des Monats gibt es mehrere Anlässe, zu denen wir uns über das Sterben und den Tod Gedanken machen können.

An Allerheiligen, dem 1. November, bzw. Allerseelen am darauf folgenden Tag, wird der Verstorbenen gedacht – Hintergrundfolie ist die sterbende Natur, durch die die ewige Welt sichtbar wird. So wie die Natur allmählich abstirbt, wie Gräser verdorren und Bäume kahl werden, so ist auch der Mensch ein vergängliches Wesen. Die Bibel vergleicht ihn gelegentlich mit einer Pflanze – mit einem Baum, „gepflanzt an Wasserbächen, der seine Frucht bringt zu seiner Zeit" (Psalm 1,3), oder auch mit „einer Blume auf dem Felde; wenn der Wind darüber geht, so ist sie nimmer da" (Psalm 103,15f).

Aber das ist nur die eine Seite der Medaille. Denn der irdische Tod muss für uns nicht das Ende sein. Wir werden als Geschöpfe Gottes zwar in diese Welt hinein geboren, sind aber gleichzeitig auf die Ewigkeit, auf die neue Welt ausgerichtet. Deshalb endet das Kirchenjahr für Christen auch mit dem Ewigkeitssonntag – etwas Altes geht

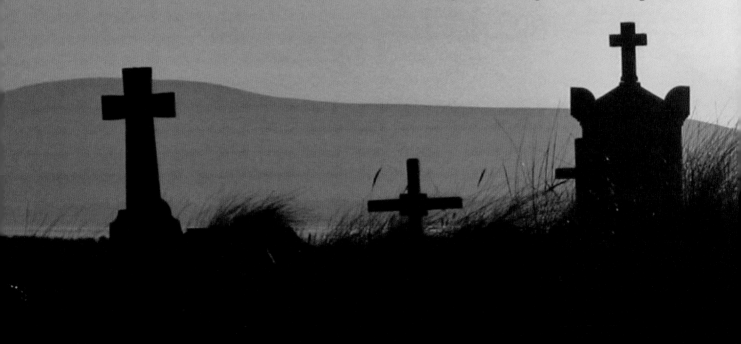

zu Ende und der Blick richtet sich auf das Neue, das kommt, das ankommt: den Advent.
Es ist gut, wenn wir diese Zeit des Jahres nutzen, um beim Gedenken an die Verstorbenen auf den zu blicken, der uns ewiges Leben verspricht. Das weitet unseren Blick über unser irdisches Dasein hin auf eine bessere Zukunft und schenkt uns die nötige Gelassenheit, um auch die Jahreszeiten des Lebens als natürliche Stationen auf dem Weg zu betrachten.

Gebet

Herr, ich mag den November nicht besonders.
Er ist so grau und trübe, dass ich mich leicht davon anstecken lasse.
Dann werden auch meine Gedanken farb- und freudloser.
Aber ich weiß, dass Zeiten der Traurigkeit zum Leben dazugehören.
Auch wenn das nicht einfach ist.
Bitte sei bei mir, wenn mir nicht zum Lachen zumute ist.
Lass mich diese Zeiten aushalten.
Und dann weite meinen Blick für das, was kommt –
das neue Leben, den Frühling, die Sonne.
Danke, dass deine Welt nicht nur schwarz-weiß ist,
sondern viele Farben hat – auch grau.
Amen.

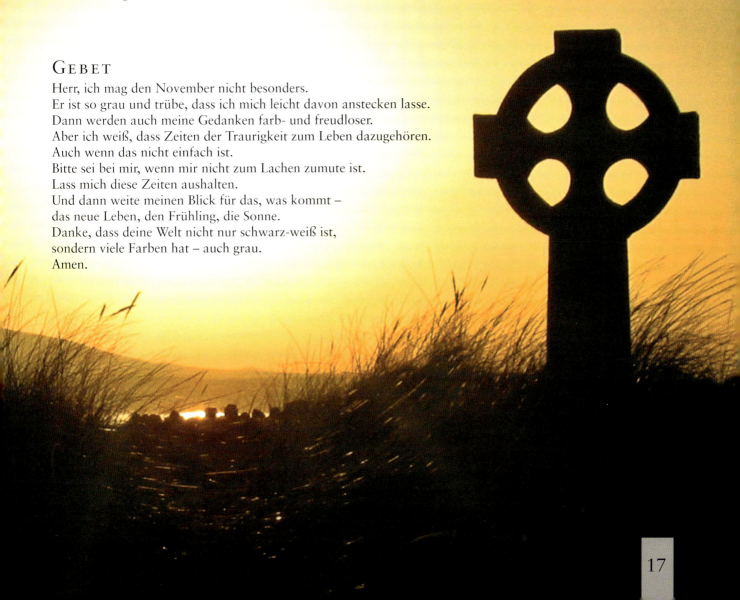

Novemberpunsch

Bier und Schnaps, das seien die Getränke der Völker, denen Nebel und Regen vertraut sind, hat Heinrich Heine einmal gesagt. Ob sie das geeignete Mittel gegen trübe Novemberstimmung sind, darf man allerdings getrost bezweifeln. Aber es gibt durchaus köstliche Getränke, die angesichts nasskalter Witterung beste Laune machen – wie wäre es zum Beispiel mit einem Novemberpunsch?

Sie brauchen:
1 l heißen Zitronentee
3 Beutel Hagebuttentee
2 Gläser Apfelsaft
1 Zitrone
1 TL Zucker

Und so geht's:
Den Zitronentee nach Anleitung zubereiten, die Hagebuttenteebeutel hineinhängen und 6 Minuten ziehen lassen. Apfelsaft dazugeben. Zitrone auspressen und nach Geschmack den Saft dazugeben. Zum Schluss den Zucker hineingeben und umrühren.

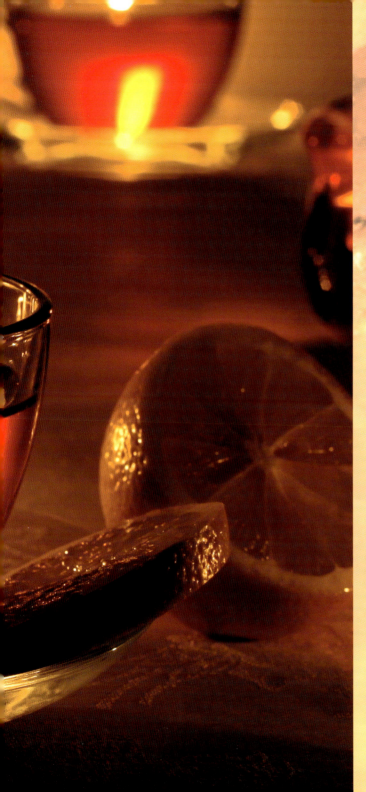

> Wo nicht Vergänglichkeit ist, nicht Anfang und Ende, Geburt und Tod, da ist keine Zeit – und Zeitlosigkeit, ist das stehende Nichts, so gut und so schlecht wie dieses, das absolut Uninteressante.
>
> *Thomas Mann*

Lebenshilfe aus der Bibel

Wie sollen wir auf dieser vergänglichen Erde mit unserer begrenzten Lebenszeit umgehen? Im ersten Korintherbrief sagt Paulus seine Meinung dazu:

Weder Traurigkeit noch Freude oder Wohlstand sollen jemanden davon abhalten, Gott mit allen Kräften zu dienen. Wer häufig mit den Angelegenheiten dieser Welt in Berührung kommt, sollte sie nutzen, ohne sich an sie zu binden, denn die Welt und alles, was zu ihr gehört, wird vergehen. Ich möchte, dass ihr in allem, was ihr tut, von den Sorgen dieses Lebens frei seid.

1. Korinther 7,30-32a (NL)

> Wenn der Winter naht –
> kann dann der Frühling fern sein?
>
> *Percy Bysshe Shelley*

2 Die Zeit der Bücher – lesen und lesen lassen

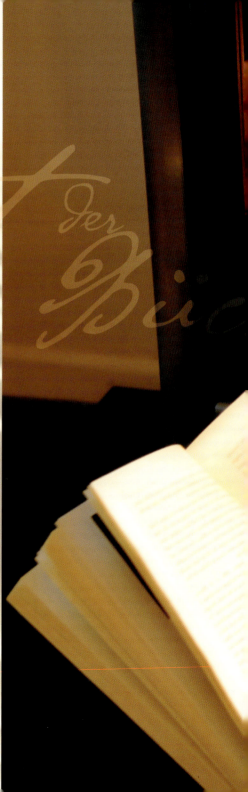

Ein Buch ist wie ein Garten, den man in der Tasche trägt.
Arabisches Sprichwort

Die Welt im Bücherrausch

Jedes Jahr werden im Herbst 60 000 neue Bücher allein im deutschsprachigen Raum veröffentlicht – eine ungeheure Flut von Lesestoff, die nur vom englischsprachigen und chinesischen Buchmarkt übertroffen wird. Daher ist es kein Zufall, dass die weltweit größte Buchmesse ausgerechnet in Deutschland stattfindet, und zwar im Oktober. Sie ist auch für die meisten Verlage der Stichtag, an dem die neuen Bücher in den Regalen der Messestände und in den Buchhandlungen liegen müssen. Denn spätestens jetzt rüstet der Handel zum Weihnachtsgeschäft, die Kunden suchen die ersten Geschenke in Buchform, und Lesehungrige sammeln Lektüre für die langen Winterabende.
Und in der Tat: Welche Jahreszeit wäre besser geeignet, um es sich mit einem Gedichtband, einem dicken historischen Schmöker oder einem interessanten Tatsachenbericht auf dem Sofa gemütlich zu machen? Mit einem Milchkaffee, Tee oder heißen Kakao und einer kuscheligen Wolldecke als „Expeditionsausrüstung" kann man sich wunderbar auf die Reise in fremde Gedankenwelten begeben und seinen Horizont lesend erweitern.

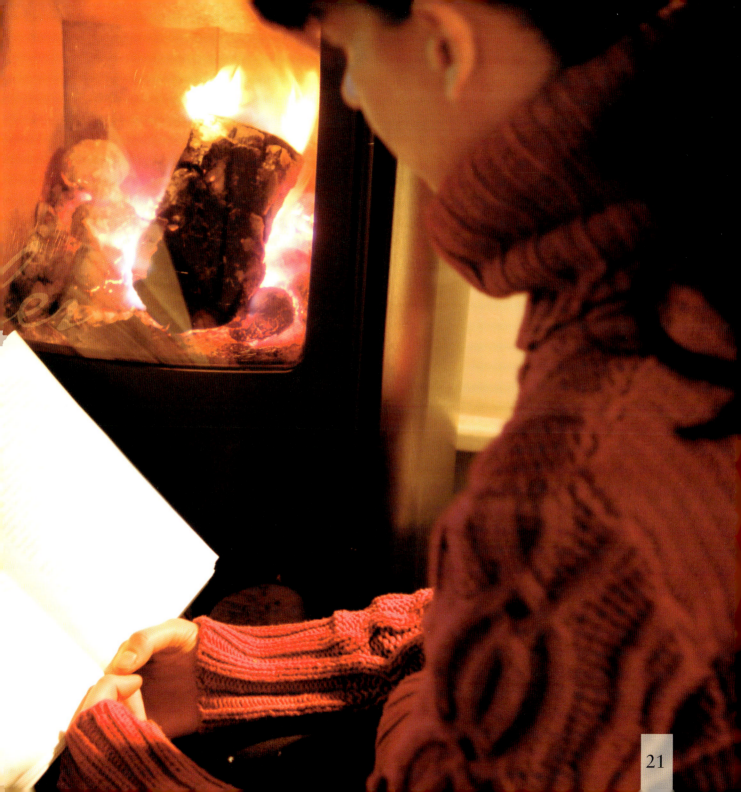

Lesen ist für den Geist das, was Gymnastik für den Körper ist.

Joseph Addison

Ein paar Ideen rund ums Lesen:

Lesen Sie Ihrem Partner oder Ihrer Partnerin doch einmal etwas vor! Nicht nur Kinder genießen es, sich zurückzulehnen und einer Geschichte zu lauschen. Kurze Erzählungen eignen sich besonders gut, wenn man nicht regelmäßig Zeit für zweisame Lesestunden findet.

Wann haben Sie eigentlich zum letzten Mal ein Gedicht auswendig gelernt? Das ist nicht nur ein gutes Gedächtnistraining, sondern eine Möglichkeit, die Schönheit der Sprache und die Welt ihrer Bilder intensiv zu erleben.

Vielleicht bietet sich ein trüber Wintersonntag dazu an, endlich mal ein ganzes Buch der Bibel an einem Stück zu lesen. Oft begegnen uns biblische Geschichten oder auch einzelne Verse nur aus dem Zusammenhang gelöst – im Kontext gelesen ergeben sich manchmal ganz neue Blickwinkel.

Auch ein Hörbuch ist eine gute Sache, denn so kann die ganze Familie gemeinsam „lesen". Fragen Sie in Ihrer Buchhandlung nach Aufnahmen, die sich für Große und Kleine eignen – es gibt da inzwischen eine tolle Auswahl.

Wie wäre es mit einem Samstagvormittag in der Stadtbücherei, anstatt mit Einkaufsstress im Vorweihnachtstrubel? Wenn da keine Leselust aufkommt …

LEBENSHILFE AUS DER BIBEL

Wie glücklich ist ein Mensch, der Freude findet an den Weisungen des Herrn, der Tag und Nacht in seinem Gesetz liest und darüber nachdenkt. Er gleicht einem Baum, der am Wasser steht; Jahr für Jahr trägt er Frucht, sein Laub bleibt grün und frisch. Was immer ein solcher Mensch unternimmt, es gelingt ihm gut.

Psalm 1,2-3 (GN)

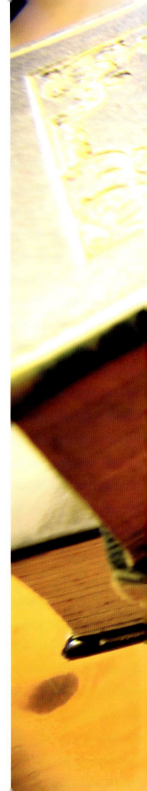

WOHL BEHALTEN

Ein Gelehrter wurde einmal gefragt, warum man geliehene Bücher nur so selten zurückbekomme. Er antwortete: „Weil es leichter ist, die Bücher zu behalten, als das, was drin steht."

Nicht viel lesen,
sondern gut Ding
viel und oft lesen,
macht fromm und klug.

Martin Luther

BÜCHER

Ein Mensch, von Büchern hart bedrängt,
an die er lang sein Herz gehängt,
beschließt voll Tatkraft, sich zu wehren,
eh sie kaninchenhaft sich mehren.
Sogleich, aufs äußerste ergrimmt,
er ganze Reih'n von Schmökern nimmt
und wirft sie wüst auf einen Haufen,
sie unbarmherzig zu verkaufen.
Der Haufen liegt, so wie er lag,
am ersten, zweiten, dritten Tag.
Der Mensch beäugt ihn ungerührt
und ist dann plötzlich doch verführt,
noch einmal hinzusehn genauer –
sieh da, der schöne Schopenhauer …
und schlägt ihn auf und liest und liest,
und merkt nicht, wie die Zeit verfließt …
Beschämt hat er nach Mitternacht
ihn auf den alten Platz gebracht.
Dorthin stellt er auch eigenhändig
den Herder, achtundzwanzigbändig.
E.T.A. Hoffmanns Neu-Entdeckung
schützt diesen auch vor Zwangsvollstreckung.
Kurzum, ein Schmöker nach dem andern
darf wieder auf die Bretter wandern.
Der Mensch, der so mit halben Taten
beinah schon hätt den Geist verraten,
ist nun getröstet und erheitert,
dass die Entrümpelung gescheitert.

Eugen Roth

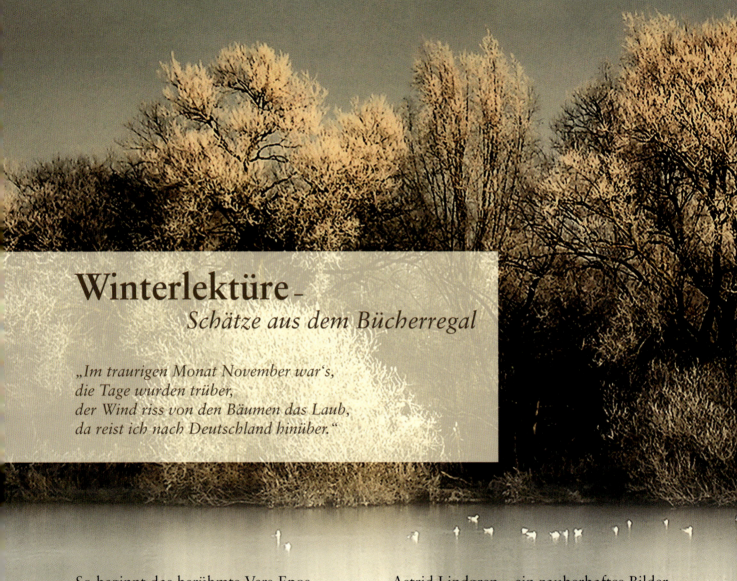

Winterlektüre –
Schätze aus dem Bücherregal

„Im traurigen Monat November war's,
die Tage wurden trüber,
der Wind riss von den Bäumen das Laub,
da reist ich nach Deutschland hinüber."

So beginnt das berühmte Vers-Epos Deutschland. Ein Wintermärchen von Heinrich Heine – wunderbarer Lesestoff für lange Abende am Kamin! Zum Vorlesen bestens geeignet, aber auch als Hörbuch erhältlich. Ebenfalls ein Klassiker, diesmal aber für Kinder, ist Tomte Tummetott von Astrid Lindgren – ein zauberhaftes Bilderbuch mit einer liebevoll erzählten Geschichte und wunderbar schwedisch-winterlicher Atmosphäre.

Natürlich können Sie, völlig jahreszeitenunabhängig, auch jedes beliebige andere Buch lesen, wenn Sie gemütlich im Wohnzimmer

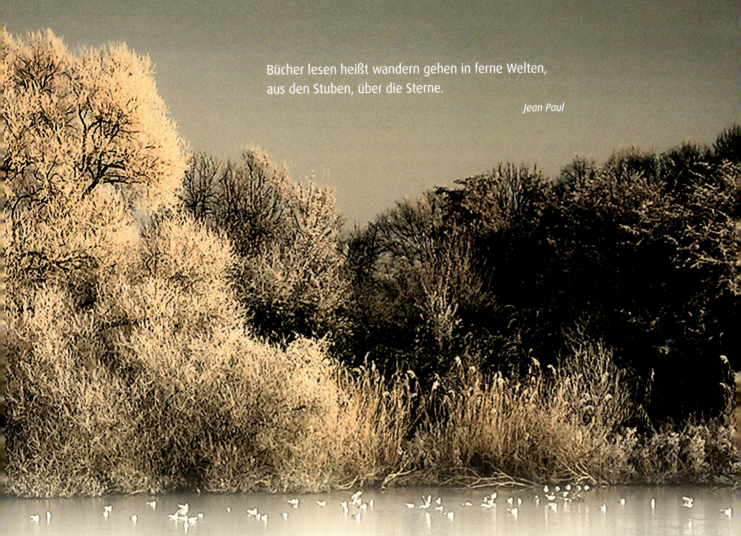

> Bücher lesen heißt wandern gehen in ferne Welten,
> aus den Stuben, über die Sterne.
>
> *Jean Paul*

sitzen oder im Bett liegen. In Ihrer Stadtbibliothek oder Buchhandlung finden Sie ein riesiges Angebot, das spannende Unterhaltung verspricht – vom Klassiker bis zu aktuellen Neuerscheinungen. Aber vielleicht wollen Sie die langen Winterabende lieber dazu nutzen, sich zu bilden? Ein Sachbuch oder eine Biografie ist dann eine gute Wahl.

Ob Roman, Gedichtband oder Ratgeber – auch im Internet gibt es tolle Möglichkeiten, an neue Lektüre zu kommen. So bieten Bücherwürmer auf der Seite www.buchticket.de Gelesenes zum Tausch an. Und natürlich kann man im Internet auch antiquarische Bücher kaufen.

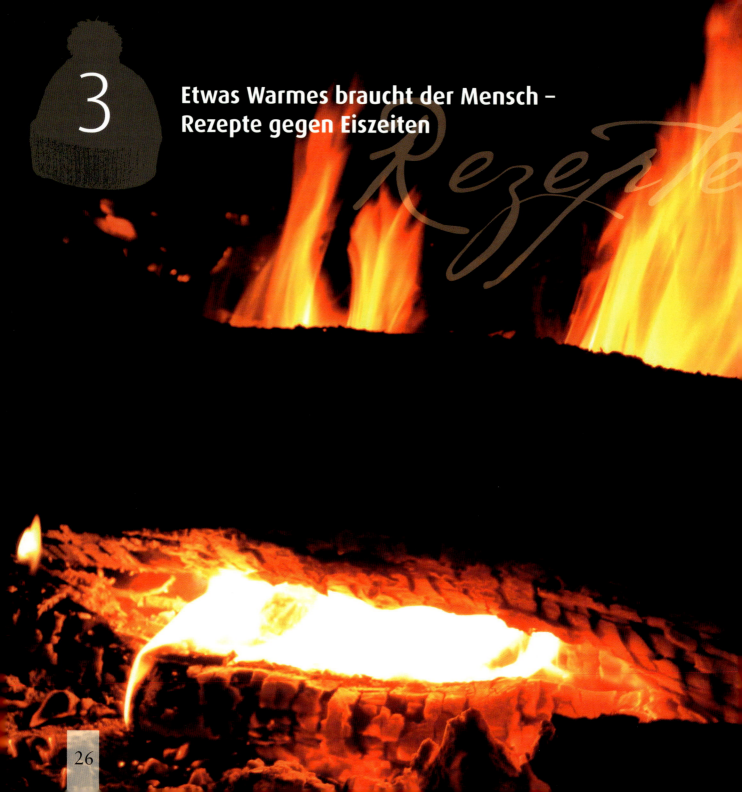

3 Etwas Warmes braucht der Mensch – Rezepte gegen Eiszeiten

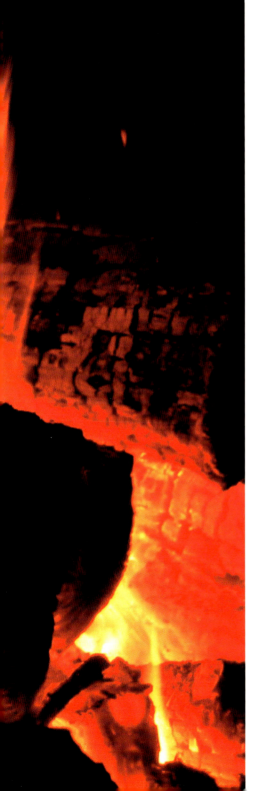

> Das Leben, Gott sei Dank, ist kein Tummelplatz großer Gefühle, sondern eine Alltagswohnstube, drin das sogenannte große Glück davon abhängt, ob man friert oder warm sitzt, ob der Ofen raucht oder guten Zug hat. Liebe ist gut, aber sie lässt sich nach Minuten berechnen, alles andere hat lange Stunden.
>
> *Theodor Fontane*

In die kalte Welt hinaus

Die Dunkelheit und die kurzen Tage sind nicht das Einzige, was uns zu schaffen macht. Die Temperaturen gehen in den Keller, dafür steigen die Heizkosten in die Höhe. Fröstelnd erinnern wir uns sehnsüchtig an den letzten Sommerurlaub und die heißen Tage am Baggersee zurück.
Das Bedürfnis nach Wärme haben wir von Geburt an, ja, selbst im Mutterleib haben wir uns schon daran gewöhnt. Wenn wir unsere ersten Atemzüge in der kalten, hellen Welt tun, ist das ein Schock. Deshalb ist es auch so wichtig, dass wir gerade zu Beginn unseres Lebens die Wärme unserer Eltern spüren, dass wir Zärtlichkeit und Zuneigung erfahren, dass unsere Familie für uns sorgt. Ein Säugling ist ohne den Schutz seiner Eltern nicht lebensfähig. Er ist dem Kältetod ausgeliefert. Erst nach einigen Wochen hat der kleine Mensch gelernt, auf die Umgebungstemperatur zu reagieren. Der Körper kann den Wärmebedarf mit der Zeit durch Frieren oder Schwitzen besser regulieren. Dann erkennen die Eltern auch gleich, wie es dem Kind geht.
Doch nicht nur der Körper kann Kälte empfinden. Harte Worte, eine gedankenlose Bemerkung oder gar gemeine

Unterstellungen legen sich wie Eis auf unser Gemüt. Als Menschen brauchen wir nicht nur äußerliche, sondern auch innere Wärme. Gegen Minusgrade können wir uns warm anziehen, aber gegen die Lieblosigkeit der Welt gibt es kein einfaches Mittel. Wir sind darauf angewiesen, einander zu helfen, uns gegenseitig unter die Arme zu greifen – und in die Arme zu nehmen. So können wir menschliche Wärme empfangen und weitergeben.

Auch in der Bibel ist von dieser menschlichen Wärme die Rede. Im Buch des Predigers, das die Erfahrungen weiser Menschen wiedergibt, findet sich zum Beispiel die Feststellung: „Wenn zwei beieinander schlafen, können sie sich gegenseitig wärmen. Aber wie soll einer allein sich warm halten?" (Prediger 4,11; GN). Und schon im Schöpfungsbericht sagt Gott sich: „Es ist nicht gut, dass der Mensch so allein ist. Ich will ein Wesen schaffen, das ihm hilft und das zu ihm passt" (1. Mose 2,18; GN). Wir sind keine Einzelkämpfer. Wir sind so geschaffen, dass wir andere Menschen ebenso brauchen wie Licht, Nahrung und Wärme.

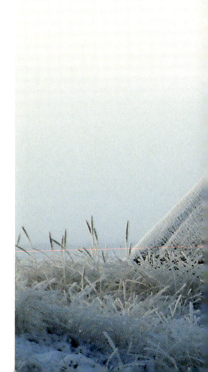

Mit einer Kindheit voll Liebe kann man ein halbes Leben hindurch die kalte Welt aushalten.

Jean Paul

GEBET

Herr,
ich sitze hier im Warmen,
während viele Menschen in meiner Stadt frieren.
Sie leben auf der Straße, weil sie kein Zuhause haben,
und sind darauf angewiesen,
dass sie hin und wieder eine warme Mahlzeit bekommen
oder eine Unterkunft für die Nacht.
Vergib mir, dass ich so oft achtlos an ihnen vorbeilaufe.
Ich kann sie nicht alle aufnehmen oder ihnen Essen geben,
aber ich kann ihnen etwas menschliche Wärme schenken –
durch ein Lächeln,
ein freundliches Wort,
eine Geste der Nächstenliebe.
Herr,
heute möchte ich versuchen,
etwas von deiner Liebe weiterzugeben,
damit Menschen, die in der Kälte leben,
ein wenig Wärme spüren.
Amen.

> Gastfreundschaft besteht aus ein wenig Wärme,
> ein wenig Nahrung und großer Ruhe.
>
> *Ralph Waldo Emerson*

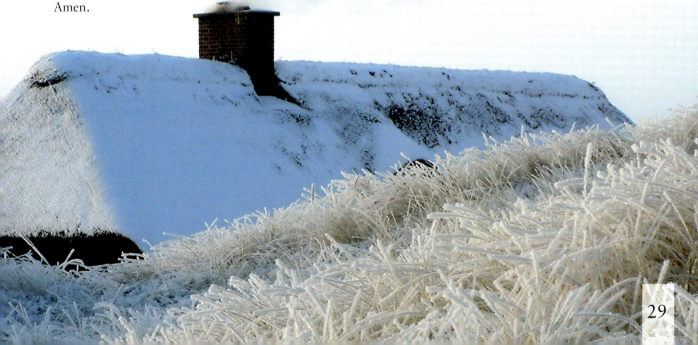

Wärme

In diesem Jahr war der Winter früher als in anderen Jahren hereingebrochen. Es herrschte eine klirrende Kälte, und der Schnee lag meterhoch. In einer warmen Wirtsstube saßen die Freunde am Stammtisch und schlürften heißen Grog.
„Die Kälte ist ja nicht auszuhalten", meinte einer der Freunde.
„Ach, wir hatten doch schon kältere Winter. So schlimm ist das gar nicht. Wir haben uns nur noch nicht an das Wetter gewöhnt, weil der Winter diesmal so früh kam", widersprach Peter.
Die Freunde fühlten sich herausgefordert.
„Also gut. Wenn du meinst, du kannst die Kälte gut aushalten, dann versuche doch, die ganze Nacht auf dem Kirchplatz auszuharren. Du darfst nur nicht versuchen, dich irgendwie zu wärmen. Wenn du das schaffst, laden wir dich zu einem riesigen Essen ein. Aber wenn du nicht durchhältst, musst du uns alle einladen."
Peter war einverstanden. Die Probe zu bestehen, war für ihn eine Sache der Ehre.
Die ganze Nacht stand er in der Eiseskälte auf dem Kirchhof. Die Kälte ging ihm durch und durch. Aber er wollte durchhalten, und er hielt durch.

Endlich graute der Morgen, und seine Freunde näherten sich neugierig, um zu schauen, wie es ihm ergangen sei. Sie klopften ihm auf die Schultern, schenkten ihm Schnaps und heißen Tee ein und fragten, wie er die Nacht überstanden habe.
„Es war schon hart", sagte Peter. „Mehr als einmal hatte ich das Gefühl, nicht durchhalten zu können. Ich wäre fast erfroren."
„Das glaube ich kaum", wandte einer der Freunde ein.
„Wir hatten doch vereinbart, dass die Wette nur gelten würde, wenn du dich nicht irgendwie wärmen würdest. Aber als ich in der vergangenen Nacht einmal heimlich nach dir schaute, habe ich gesehen, dass in dem Fenster des Hauses da drüben eine Kerze brannte. Daran hast du dich gewärmt."
Da johlten die Freunde: „Pech für dich. Du hast verloren. Heute Abend lädst du uns alle ein!"
Peter machte gute Miene zum bösen Spiel, denn er sah wohl, dass sich die Freunde auf seine Kosten amüsieren wollten. So kamen sie auch am Abend alle in sein Haus und setzten sich an den gedeckten Tisch: Teller, Besteck und Gläser waren gerichtet, nur das Essen fehlte noch.

Sie unterhielten sich mit Geschichten und Scherzen und waren guter Stimmung. Doch die Zeit verging, und noch immer wurde das Essen nicht aufgetragen.

„Wann ist das Essen denn endlich fertig?", wollten sie wissen.

„Es kann nicht mehr lange dauern. Geduldet euch noch eine Weile", bat Peter.

Die Weile dehnte sich immer weiter. Ihre Vorfreude drohte in Missmut umzuschlagen. Dass ein Essen drei Stunden zum Garen braucht, konnten sie sich nicht erklären.

„Wir gehen jetzt in die Küche und sehen selbst nach." Peter zuckte unbekümmert mit den Schultern. Er ging ihnen voraus und öffnete die Küchentüre.

Da sahen die Freunde zu ihrem Erstaunen auf einem Dreifuß einen gewaltigen Kessel stehen, unter dem eine kleine Kerze brannte.

„Was soll denn das? Willst du uns auf den Arm nehmen? Wie willst du denn mit einer kleinen Kerzenflamme Essen in einem so großen Topf zum Kochen bringen?"

„Was fragt ihr mich?", entgegnete Peter. „Habt ihr mir nicht erklärt, dass mich letzte Nacht die Kerze erwärmt hat, die in hundert Meter Entfernung brannte? Dann wird sie doch wohl auch das Essen in einem Topf erwärmen können, der nur wenige Zentimeter über ihr steht."

Norbert Lechleitner

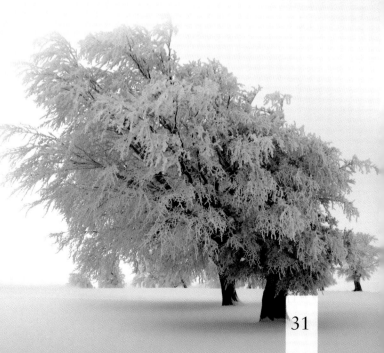

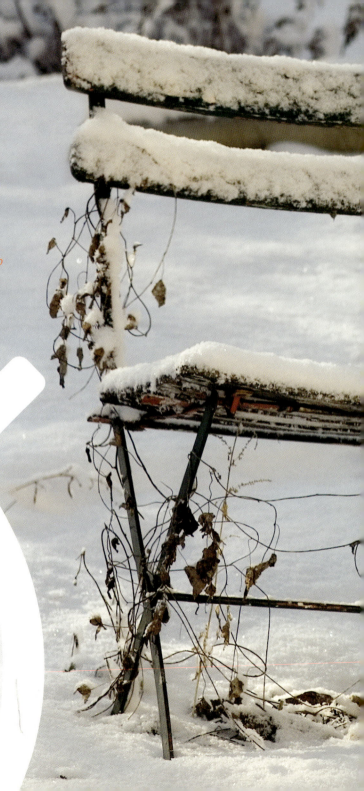

WAS AN EINEM KALTEN TAG ZU TUN IST

An einem bitterkalten Tag drängten sich ein Rabbi und seine Schüler um ein Feuer. Einer der Schüler, Sprachrohr seines Meisters, sagte: „Ich weiß genau, was an einem eiskalten Tag wie heute zu tun ist."
„Was?", fragten die anderen.
„Warm halten. Und wenn das nicht möglich ist, weiß ich immer noch, was zu tun ist."
„Was?"
„Frieren."

Anthony de Mello

Wärmende Ingwermilch

Aus frühen Quellen wissen wir, dass Ingwer in China schon im zweiten Jahrtausend vor Christus als wärmende, reinigende und heilende Zutat bekannt war. Auch heute noch wappnen die Chinesen sich mit ingwergewürztem Tee gegen die Winterkälte.

Sie brauchen:
350 ml Milch
1 TL frisch gehobelter Ingwer
Akazien- oder Lindenblütenhonig nach Geschmack

Und so geht's:
Milch mit Ingwer aufkochen. Den Ingwer abseihen, mit Honig süßen und genießen.
Die Milch hilft bei Erkältungen, wirkt wärmend und beruhigt vor dem Einschlafen.

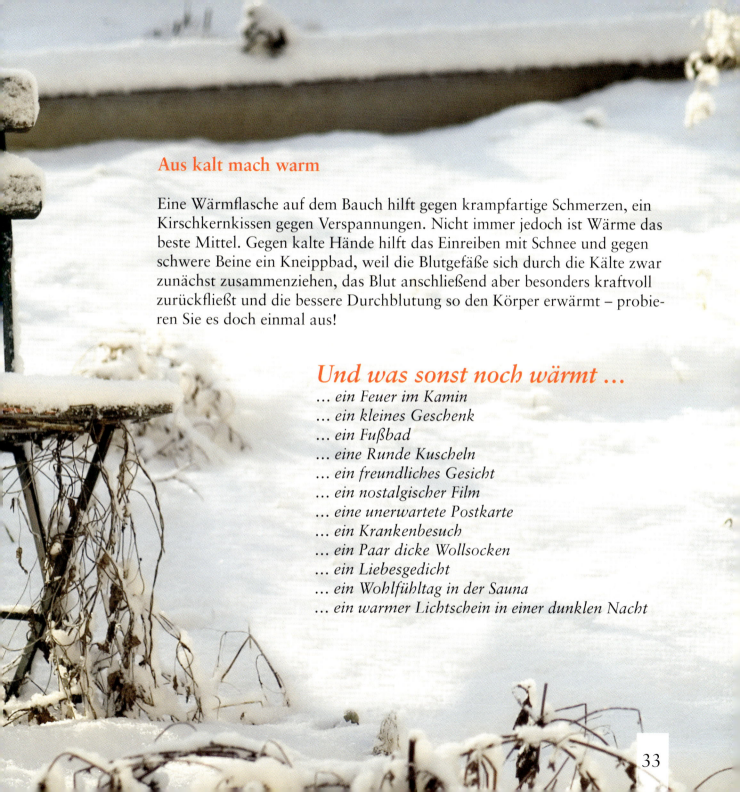

Aus kalt mach warm

Eine Wärmflasche auf dem Bauch hilft gegen krampfartige Schmerzen, ein Kirschkernkissen gegen Verspannungen. Nicht immer jedoch ist Wärme das beste Mittel. Gegen kalte Hände hilft das Einreiben mit Schnee und gegen schwere Beine ein Kneippbad, weil die Blutgefäße sich durch die Kälte zwar zunächst zusammenziehen, das Blut anschließend aber besonders kraftvoll zurückfließt und die bessere Durchblutung so den Körper erwärmt – probieren Sie es doch einmal aus!

Und was sonst noch wärmt …

… ein Feuer im Kamin
… ein kleines Geschenk
… ein Fußbad
… eine Runde Kuscheln
… ein freundliches Gesicht
… ein nostalgischer Film
… eine unerwartete Postkarte
… ein Krankenbesuch
… ein Paar dicke Wollsocken
… ein Liebesgedicht
… ein Wohlfühltag in der Sauna
… ein warmer Lichtschein in einer dunklen Nacht

4 Frische Luft für die ganze Familie – Kommen Sie in Bewegung!

Runter vom Sofa

Der Winter ist nicht nur die Zeit der Wollsocken und wärmenden Getränke, sondern auch eine Zeit, in der wir weniger Energie haben. Wir werden träger und fauler, kommen morgens schlechter aus dem Bett und halten uns am liebsten in der gut geheizten Stube auf. Irgendwie fallen wir in eine Art psychologischen Winterschlaf – und das entspricht durchaus auch dem, was unser Körper braucht. Diese Phase der Ruhe, der Erholung, der Langsamkeit tut Leib und Seele gut.

Wie bei so vielen guten und sinnvollen Dingen kann man es aber auch mit der Gemütlichkeit übertreiben. Warme Heizungsluft macht nicht nur müde, sie ist auch unserem körperlichen Wohlbefinden abträglich. Und wer die kalten Monate nur auf dem Sofa verbringt, isst in der Regel zu viel und wird unbeweglich. Deshalb ist es gerade im Winter wichtig, den inneren Schweinehund zu bekämpfen und sich Bewegung zu gönnen – und das am besten an der frischen Luft. Denn frische Luft gibt dem geschwächten Immunsystem den notwendigen Kick, sodass es besser mit Krankheitserregern fertig wird. Gestärkt werden die Abwehrkräfte auch durch die Bewegung. Gleichzeitig wird so Stress abgebaut, der unserem Immunsystem ebenfalls zu schaffen macht – ein weiterer Grund, sich öfter mal zu einem Winterspaziergang aufzuraffen. Sie werden merken, dass Outdooraktivitäten auch bzw. gerade im Winter Spaß machen können!

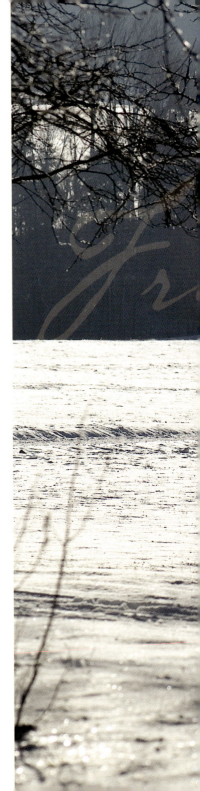

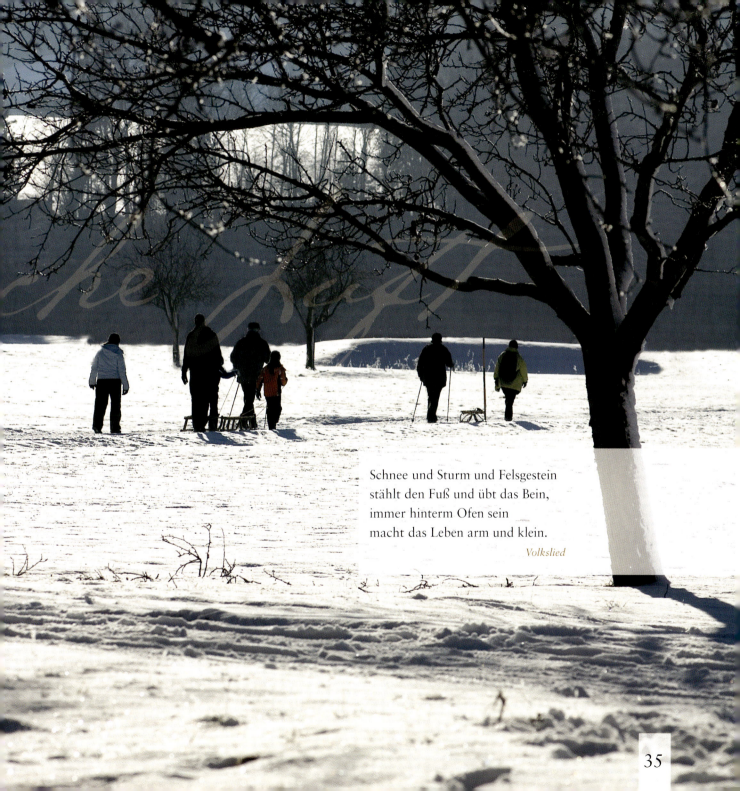

Schnee und Sturm und Felsgestein
stählt den Fuß und übt das Bein,
immer hinterm Ofen sein
macht das Leben arm und klein.

Volkslied

*Unsere Natur neigt zur Trägheit und doch,
sowie wir uns zur Tätigkeit ermannen,
finden wir ein wahres Vergnügen daran.*

Johann Wolfgang von Goethe

Spiel, Spaß und Spaziergänge

Wann haben Sie zum letzten Mal eine richtig schöne Schneeballschlacht gemacht? Oder sind mit dem Schlitten einen verschneiten Hügel heruntergefahren? Dazu braucht man übrigens keine Kinder zu haben – auch den „Großen" tun Spiel und Spaß im Schnee gut.

Winterwanderungen haben einen ganz besonderen Reiz: die Stille, die über einem verschneiten Wald liegt; Eiszapfen, die in der Sonne glitzern; von Raureif bedeckte Bäume. Wenn Sie gut eingepackt unterwegs sind, können Ihnen auch kalte Temperaturen nichts anhaben und Sie können die Naturschauspiele so richtig genießen. Nehmen Sie eine Thermoskanne mit heißem Kakao oder Tee mit und denken Sie an einen Extrapullover für die Pausen. Denn auch wenn es Ihnen beim Gehen warm wird – sobald Sie stehen bleiben, werden Sie die Kälte besonders spüren.

Wie wäre es, wenn Sie mit der ganzen Familie Schlittschuh laufen gehen? Oder Sie verabreden sich dazu mit ein paar Freunden. Zugefrorene Seen gibt es ja nicht überall, aber die meisten Städte haben Eislaufbahnen oder sogar eine Eishalle. Bei einer solchen Gelegenheit kann man auch mit einer einfachen Kamera prima Schnappschüsse machen, dann macht die Sache noch mehr Spaß.

Auch der gute alte Schneemann darf ruhig einmal wieder zu Ehren kommen. Veranstalten Sie doch einmal einen Wettbewerb, wer den originellsten Schneemann baut! Und sollten Sie keinen Schnee haben: Auch mit Steinen, Zweigen und anderen Dingen, die man in der Natur findet, lassen sich Kunstwerke errichten.

Für unser Wohlbefinden ist die frische Luft ein Labsal von wunderbarer Heilkraft. Wenn ich nur ein Stück über die Wiese gehe, durch Schneepfützen, im Zwielicht unter bewölktem Himmel, ohne ein besonderes Glücksgefühl mit hinauszunehmen, so bringe ich doch eine vollkommene Heiterkeit mit nach Hause.

Ralph Waldo Emerson

Besser ein dummer Wanderer als ein Weiser, der zu Hause sitzt.

Aus der Mongolei

DAS BUNDESMINISTERIUM FÜR GESUNDHEIT EMPFIEHLT ...

‚Bewegung und Gesundheit' heißt eine Kampagne des Bundesministeriums für Gesundheit, die Menschen in ganz Deutschland zu mehr Bewegung im Alltag anregen will. Das Motto lautet: ‚Jeden Tag 3 000 Schritte extra.' Das entspricht in etwa einem halbstündigen Spaziergang – ein guter Anfang für ein gesünderes Leben, denn Bewegung steigert das eigene Wohlbefinden und beugt Krankheiten vor.

Der deutsche Staat versucht also mit diesem Programm, seine Bürger fitter zu machen. Denn Bewegungsmangel verursacht Krankheiten, mindert die Leistungsfähigkeit und führt zu enormen Kosten. Gesundheit ist hierzulande ein Wirtschaftsfaktor. Das mag uns gefallen oder nicht – Tatsache ist jedoch, dass wir als Steuerzahler zur Kasse gebeten werden, wenn wir der Versuchung erliegen, Medienkonsum und kalorienreicher Kost keine Bewegung entgegenzusetzen. So schneiden wir uns sozusagen doppelt ins eigene Fleisch. Wir werden zugleich kränker und ärmer. Man könnte also auch sagen: Der gesunde Menschenverstand empfiehlt ...

WANDERLIED

Wem Gott will rechte Gunst erweisen,
den schickt er in die weite Welt;
dem will er seine Wunder weisen
in Berg und Wald und Strom und Feld.

Die Trägen, die zu Hause liegen,
erquicket nicht das Morgenrot,
sie wissen nur von Kinderwiegen,
von Sorgen, Last und Not um Brot.

Die Bächlein von den Bergen springen,
die Lerchen schwirren hoch vor Lust,
was sollt ich nicht mit ihnen singen
aus voller Kehl und frischer Brust.

Den lieben Gott lass ich nur walten;
der Bächlein, Lerchen, Wald und Feld
und Erd' und Himmel will erhalten,
hat auch mein Sach' auf's Best bestellt!

Joseph von Eichendorff

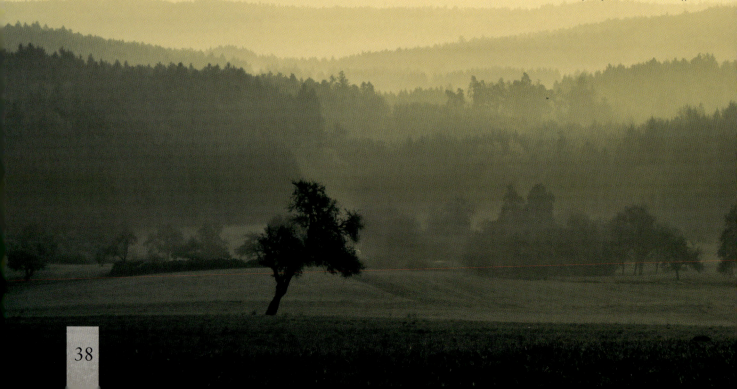

5 Winterschlaf – neue Kraft durch Zeiten der Ruhe

Den Puls des eigenen Herzens fühlen. Ruhe im Innern, Ruhe im Äußern.
Wieder Atem holen lernen, das ist es.

Christian Morgenstern

Himmlische Ruhe

Nicht immer ist uns Ruhe willkommen. Es gibt so viel zu tun. Wir werden unruhig, wenn Dinge liegen bleiben, wenn wir nicht vorankommen, wenn wir nichts tun können. Es gilt, Ziele zu erreichen, Arbeiten zu verrichten, Erfolge zu verzeichnen. Wie können wir da ausruhen?

Der Winter zwingt uns in mancher Hinsicht zum Ausruhen. Die Arbeit im Garten muss warten, bis es wärmer ist. Bei Schnee und Eis kommen wir auf den Wegen nur langsam voran und wir merken, dass unserem Körper die nötige Energie fehlt, um sich so richtig in die Arbeit zu stürzen. Da werden wir leicht ungeduldig.

Aber es ist gut, dass wir manchmal nicht unseren Willen bekommen. Denn unser Körper – und nicht nur der – braucht Zeiten der Ruhe, in denen er auftanken und Kräfte sammeln kann für die neuen Herausforderungen der kommenden Zeit.

Wieder einmal wird in diesem Zusammenhang die Weisheit der Bibel deutlich. Gleich auf den ersten Seiten, im Schöpfungsbericht im ersten Buch Mose, wird davon berichtet, dass kein Geringerer als Gott selbst ausruht. Er, der Schöpfer der Welt, nimmt sich eine Auszeit. Zufrieden betrachtet er, was er zuvor erschaffen hat. Und wir dürfen mit ihm staunen über die Wunder des Lebens, die Schönheit der Erde, die Weisheit der Natur. Für dieses Staunen müssen wir uns Zeit nehmen. Wir brauchen Ruhe, um zu würdigen, was um uns herum geschieht. Ruhe, um Naturschauspiele zu genießen, um andere Menschen zu schätzen, um unser

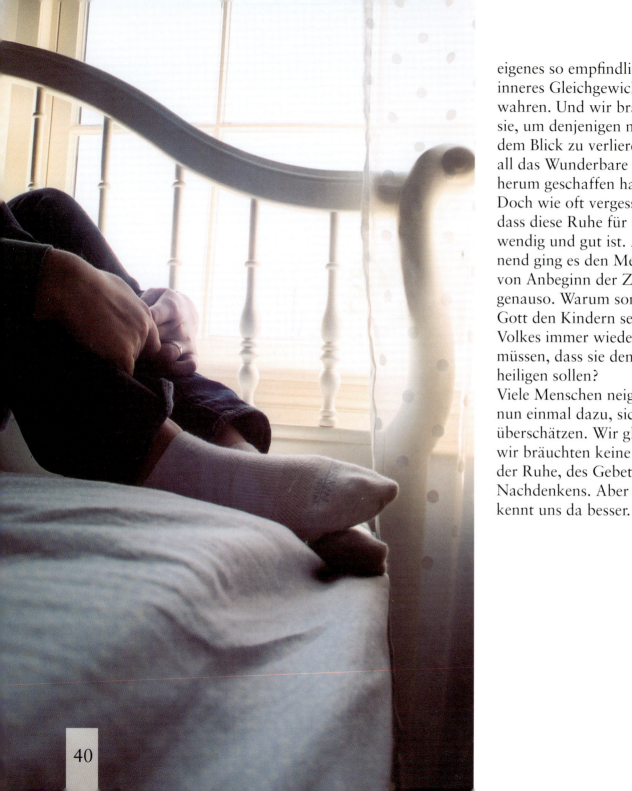

eigenes so empfindliches inneres Gleichgewicht zu wahren. Und wir brauchen sie, um denjenigen nicht aus dem Blick zu verlieren, der all das Wunderbare um uns herum geschaffen hat.
Doch wie oft vergessen wir, dass diese Ruhe für uns notwendig und gut ist. Anscheinend ging es den Menschen von Anbeginn der Zeit ganz genauso. Warum sonst hätte Gott den Kindern seines Volkes immer wieder sagen müssen, dass sie den Sabbat heiligen sollen?
Viele Menschen neigen nun einmal dazu, sich zu überschätzen. Wir glauben, wir bräuchten keine Zeiten der Ruhe, des Gebets, des Nachdenkens. Aber Gott kennt uns da besser.

Ruhepunkte im Alltag

Mit einem vollen Terminkalender, alltäglichen Pflichten und vielleicht einer großen Familie ist es gar nicht so einfach, sich Zeiten der Ruhe einzuplanen. Hier sind ein paar Ideen, wie solche Pausen aussehen könnten – bestimmt fallen Ihnen noch mehr ein:

Wenn Sie es schaffen, morgens zehn Minuten früher aufzustehen, können Sie bei einer Tasse Kaffee oder Tee den neuen Tag ganz bewusst beginnen. Die Losungen oder andere kurze Texte, die einen guten Impuls am Morgen geben, helfen dabei.

Musik ist ein fantastisches Mittel, um im Alltag durchzuatmen. Wählen Sie etwas aus, das Sie beruhigt – den langsamen Satz einer Sinfonie, eine geistliche Motette oder eine Ballade Ihrer Lieblingsband – und genießen Sie das Stück ganz bewusst, bevor Sie sich wieder in die Arbeit stürzen.

Versuchen Sie, Ihre Mittagspause nicht am Schreibtisch zu verbringen, sondern gehen Sie, wann immer Sie können, vor die Tür – ein bisschen frische Winterluft macht den Kopf frei!

Schreiben Sie Tagebuch – das hilft, um Gedanken zu ordnen und das Leben bewusster zu genießen und zu gestalten.

Wenn Sie sich regelmäßige Auszeiten vom Alltag gönnen wollen, hilft es, sich irgendwo in der Wohnung einen festen Ort zu suchen, der Sie daran erinnert. Das kann zum Beispiel ein kleiner Tisch im Wohnzimmer mit einer Kerze darauf sein, oder eine Ecke im Schlafzimmer vor einem Bild, aber auch die Bank im Garten oder ein bequemer Sessel im Gästezimmer. Vermeiden Sie Orte, an denen die Arbeit lauert, damit Sie sich für einige Minuten ganz ungestört entspannen oder auch auf sich selbst konzentrieren können.

In ihrem letzten Ziele suchen alle Kreaturen Ruhe, ob sie es selbst wissen oder nicht. Im Stein wird die Bewegung nicht früher geendet, bis er auf dem Boden liegt. Ebenso tun alle Geschöpfe: Sie suchen ihre natürliche Statt. Also sollte auch die liebende Seele ruhen als in Gott.

Meister Eckhart

LEBENSHILFE AUS DER BIBEL

Habt ihr denn nicht gehört? Habt ihr nicht begriffen? Der Herr ist Gott von Ewigkeit zu Ewigkeit, seine Macht reicht über die ganze Erde; er hat sie geschaffen! Er wird nicht müde, seine Kraft lässt nicht nach; seine Weisheit ist tief und unerschöpflich. Er gibt den Müden Kraft und die Schwachen macht er stark. Selbst junge Leute werden kraftlos, die Stärksten erlahmen. Aber alle, die auf den Herrn vertrauen, bekommen immer wieder neue Kraft, es wachsen ihnen Flügel wie dem Adler. Sie gehen und werden nicht müde, sie laufen und brechen nicht zusammen.

Jesaja 40,28-31 (GN)

Sibirischer Winter

Noch vor 100 Jahren gab es in der Gegend von Pskov einen sibirischen Volksstamm, der gemeinschaftlich den Winterschlaf antrat … Wegen akuter Nahrungsmittelknappheit sammelten sich die Familien beim ersten Schnee um das Feuer – und legten sich schlafen. Einmal am Tag standen sie kurz auf und aßen ein Stück Brot. Nach einem Schluck Wasser begaben sie sich wieder zur Ruhe. Volle sechs Monate genoss das Volk dieses gemütliche Dasein – bis sie von den ersten Boten des Frühlings geweckt wurden.

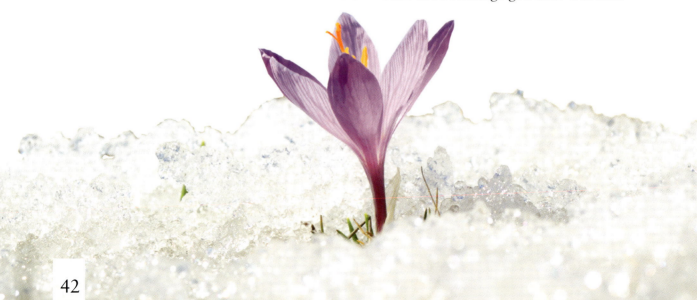

Gebet um Gelassenheit

Schenk gut verdauen mir, o Herr,
und was, das ich verdauen kann;
doch was es ist und wann es kommt,
vertrau ich deinem Ratschluss an.

Mach, dass mein Leib gesund ist, Herr,
und hilf, dass ich ihn so erhalt;
ein Herz, das nicht gelangweilt ist
bei meiner Arbeit allzu bald.

Schenk einen wachen Geist mir, Herr,
der's Gute sieht, das sich versteckt,
und, sieht er Sünde, dann versucht,
zu helfen, statt dass er erschreckt.

Gib mir auch eine Meinung, Herr,
und sag mir welche und warum,
und lass mich sorgen nicht zu sehr
um das, was „Ich" man nennt, kurzum;

Schenk einen Sinn mir für Humor,
dass ich erkenne einen Scherz,
damit ich fröhlich leben kann
und froh mach andrer Menschen Herz.

Thomas Henry Basil Webb
(fälschlicherweise Thomas Morus zugeschrieben)

Mögest du Ruhe finden,
wenn der Tag sich neigt
und deine Gedanken noch einmal die Orte aufsuchen,
an denen du heute Gutes erfahren hast,
auf dass die Erinnerung dich wärmt
und gute Träume deinen Schlaf begleiten.

Altirischer Segenswunsch

6 Die stille Jahreszeit – Nachdenken über die Schöpfung

> Schöpfer, deine Herrlichkeit
> leuchtet auch zur Winterzeit
> in der wolkenlosen Luft,
> in dem Schnee, im Reif und Duft.
>
> *Johann Kaspar Lavater*

Im Verborgenen

Im Frühling, wenn draußen alles grünt und blüht, wird uns die Fülle der Natur auf einen Schlag bewusst. Es ist ganz offensichtlich, wie alles zum Leben erwacht: Die Bäume schlagen aus, die Vögel singen, die Gärten werden bunt. Doch auch, wenn die Natur schläft, ist Gottes Schöpfung aktiv. Vor unseren Blicken verborgen bereitet sie sich auf ein neues Jahr voller Wachstum, Vermehrung und Ernte vor. Der Kreislauf der Natur schließt sich erst mit dem Schweigen des Winters.

Vieles, was in Gottes Welt geschieht, spielt sich im Verborgenen ab. Wir sehen den Baum, aber die Wurzeln, die ihn fest im Boden verankern und durch die er lebenswichtige Nährstoffe gewinnt, sehen wir nicht. Landschaften, die auf den ersten Blick unspektakulär erscheinen, beherbergen unzählige Tier- und Pflanzenarten, die vonein-

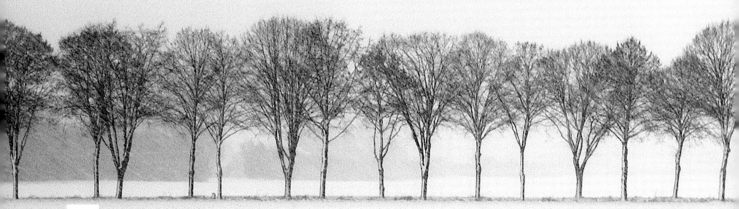

ander abhängig sind und so für ein sensibles natürliches Gleichgewicht sorgen. Wenn ein Mensch geboren wird, hat er bereits eine mehrmonatige Entwicklungszeit hinter sich, die wir nur dank moderner Technologie mitverfolgen können. Und selbst die medizinische Forschung kann das Wunder des Menschseins nicht erklären. Sie weiß viel über Gene, Entwicklungsstufen und Abweichungen von der Norm, aber das Wesen, die Seele des heranwachsenden Menschen bleibt ihr verborgen.

„Ein Mensch sieht, was vor Augen ist; der Herr aber sieht das Herz an", so heißt es in der Bibel (1. Samuel 16,7). Er, der uns geschaffen hat, sieht das, was den Blicken anderer verborgen ist. Gott kennt uns und formt unsere Persönlichkeit. Vor ihm brauchen wir uns nicht zu verstecken, denn er liebt uns, so wie wir sind, und möchte in uns leben und durch uns handeln. Wir dürfen darauf vertrauen, dass er in uns aktiv ist, auch wenn wir es vielleicht noch nicht merken. Er, der im Verborgenen wirkt, weiß, was gut für uns ist. Er hilft uns zu wachsen, so wie die Pflanzen im Garten es tun, damit wir aufblühen und Frucht bringen können.

> Es ist ein Schnee gefallen wohl über Nacht,
> der hat die Welt so wundersam und still gemacht,
> als läge nun begraben all Erdenweh'
> in einem Flockenbettlein von Weihnachtsschnee.
> Ach, dass auf meine Seele solch Schneekleid fiel,
> und machte auch mein Herze fein still und kühl,
> und brächte alles Müde in mir zur Ruh'
> und deckte mich behutsam mit Gnade zu.
>
> *A. Holst*

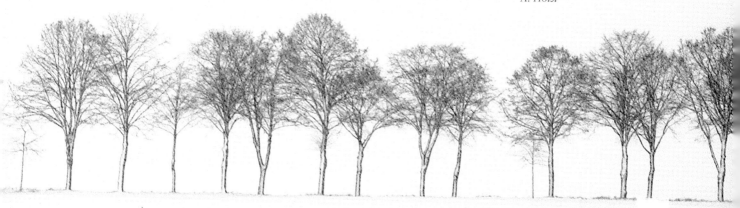

Die Himmel erzählen die Ehre Gottes

In seinem Buch „Nachfolge feiern" (erschienen im R. Brockhaus Verlag) beschreibt Richard Foster verschiedene geistliche Übungen, darunter auch die Meditation. Er führt Beispiele für Meditationsformen an, die uns helfen können, uns Gott zu öffnen und uns von ihm erfüllen zu lassen. So auch die Schöpfungsmeditation. Foster schreibt: „Die Himmel erzählen tatsächlich die Ehre Gottes, und das Firmament zeigt wirklich seiner Hände Werk (Psalm 19,1) ... Richten Sie also Ihre Aufmerksamkeit auf die Ordnung der Schöpfung. Sehen Sie die Bäume an, betrachten Sie sie wirklich. Nehmen Sie eine Blume und lassen Sie ihre Schönheit und Symmetrie in Ihren Verstand und Ihr Herz sinken. Hören Sie den Vögeln zu – sie sind Boten Gottes. Beobachten Sie die kleinen Wesen, die auf die Erde herumkriechen. Das sind bescheidene Tätigkeiten, das stimmt, aber manchmal berührt Gott uns ganz tief in diesen einfachen Dingen, wenn wir still werden, um auf ihn zu hören."

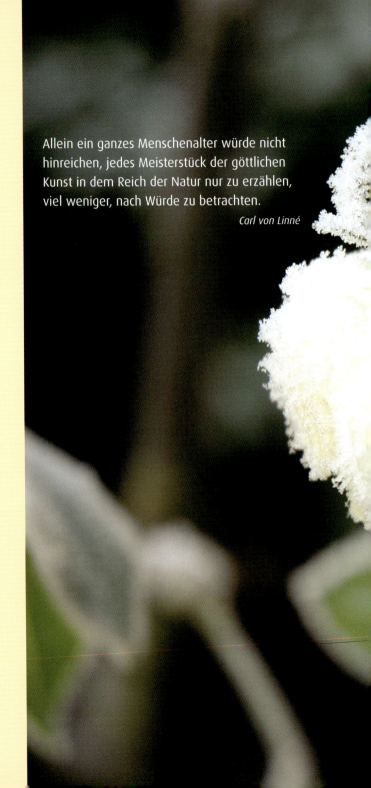

Allein ein ganzes Menschenalter würde nicht hinreichen, jedes Meisterstück der göttlichen Kunst in dem Reich der Natur nur zu erzählen, viel weniger, nach Würde zu betrachten.

Carl von Linné

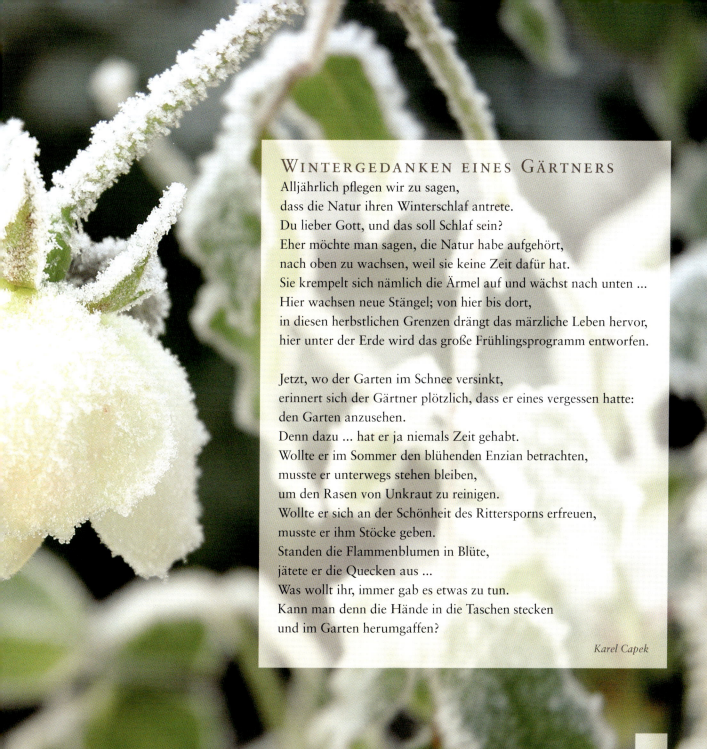

Wintergedanken eines Gärtners

Alljährlich pflegen wir zu sagen,
dass die Natur ihren Winterschlaf antrete.
Du lieber Gott, und das soll Schlaf sein?
Eher möchte man sagen, die Natur habe aufgehört,
nach oben zu wachsen, weil sie keine Zeit dafür hat.
Sie krempelt sich nämlich die Ärmel auf und wächst nach unten ...
Hier wachsen neue Stängel; von hier bis dort,
in diesen herbstlichen Grenzen drängt das märzliche Leben hervor,
hier unter der Erde wird das große Frühlingsprogramm entworfen.

Jetzt, wo der Garten im Schnee versinkt,
erinnert sich der Gärtner plötzlich, dass er eines vergessen hatte:
den Garten anzusehen.
Denn dazu ... hat er ja niemals Zeit gehabt.
Wollte er im Sommer den blühenden Enzian betrachten,
musste er unterwegs stehen bleiben,
um den Rasen von Unkraut zu reinigen.
Wollte er sich an der Schönheit des Rittersporns erfreuen,
musste er ihm Stöcke geben.
Standen die Flammenblumen in Blüte,
jätete er die Quecken aus ...
Was wollt ihr, immer gab es etwas zu tun.
Kann man denn die Hände in die Taschen stecken
und im Garten herumgaffen?

Karel Capek

Das Lob der Schöpfung

Herr, mein Gott, du bist sehr groß!
In Ehre und Herrlichkeit bist du gekleidet
und Licht umgibt dich wie ein Gewand.
Du spannst den Himmel aus wie eine Zeltdecke
und errichtest über den Wolken deine Wohnung.
Du machst die Wolken zu deinen Wagen
und reitest auf den Flügeln des Windes.
Die Winde hast du zu deinen Boten gemacht
und Feuerflammen zu deinen Dienern.
Du hast die Erde auf ein festes Fundament gestellt,
sodass sie durch nichts mehr zu erschüttern ist.
Aus Quellen lässt du Bäche in die Täler hinabströmen,
zwischen den Bergen fließen sie dahin.

Sie bringen den Tieren Wasser und stillen den Durst der wilden Esel.
An den Wasserläufen nisten Vögel und singen im Geäst der Bäume.
Vom Himmel schickst du Regen in die Berge,
du schenkst der Erde reiche Frucht, die du geschaffen hast.
Du lässt Gras für das Vieh wachsen und Pflanzen sprießen, zum Nutzen für die Menschen,
damit die Erde ihnen Nahrung gibt.
Du gibst Wein, der sie fröhlich macht,
Öl, das den Körper pflegt,
und Brot, das ihnen Kraft schenkt.
Du hast den Mond geschaffen, um die Jahreszeiten zu bestimmen,
und die Sonne, die weiß, wann sie untergehen muss.
Du hast die Dunkelheit geschickt, und es wird Nacht,
in der sich alle Tiere des Waldes regen.
Herr, welche Vielfalt hast du geschaffen!
In deiner Weisheit hast du sie alle gemacht.
Die Erde ist voll von deinen Geschöpfen.

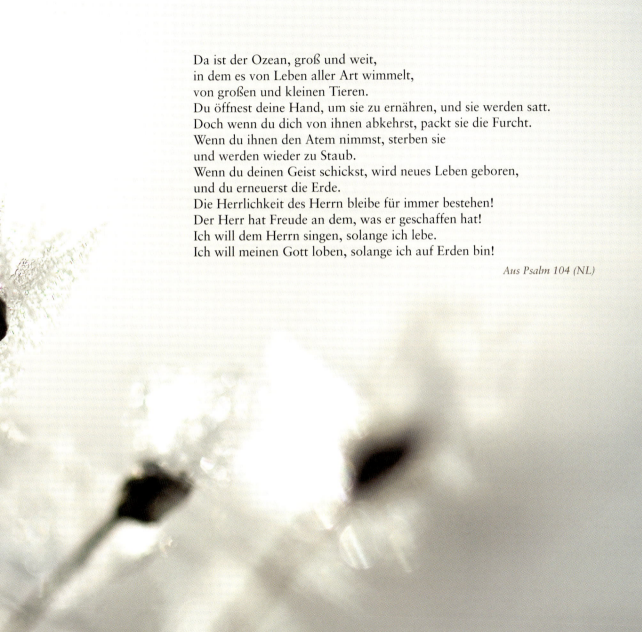

Da ist der Ozean, groß und weit,
in dem es von Leben aller Art wimmelt,
von großen und kleinen Tieren.
Du öffnest deine Hand, um sie zu ernähren, und sie werden satt.
Doch wenn du dich von ihnen abkehrst, packt sie die Furcht.
Wenn du ihnen den Atem nimmst, sterben sie
und werden wieder zu Staub.
Wenn du deinen Geist schickst, wird neues Leben geboren,
und du erneuerst die Erde.
Die Herrlichkeit des Herrn bleibe für immer bestehen!
Der Herr hat Freude an dem, was er geschaffen hat!
Ich will dem Herrn singen, solange ich lebe.
Ich will meinen Gott loben, solange ich auf Erden bin!

Aus Psalm 104 (NL)

7 Vitamine und Co. – Stärkung fürs Immunsystem

> So wie gute Nahrung den Körper verbessert,
> so verbessern gute Taten die Seele.
>
> *Rabbi Ha-Levy*

Was uns stark macht

Wenn es draußen kalt und nass ist, kommt die Stunde der Grippe und anderen Krankheitserreger. Das Immunsystem wird schwächer und schwächer und für unsere Laune ist eine heftige Erkältung das Letzte, was wir jetzt gebrauchen können. Da ist es das Beste, rechtzeitig vorzusorgen, um Schnupfen, Husten und Heiserkeit beizeiten ein Schnippchen zu schlagen. Dass Vitamin C dabei hilft, wissen wir, und so trinken wir Orangensaft oder heiße Zitrone, um uns gegen Kälte und Keime zu wappnen. Dabei gibt es noch mehr Lebensmittel, mit denen wir gut über den Winter kommen. Durch Tiefkühlkost und Konserven verwöhnt, haben viele von uns verlernt, wie gut saisonales Gemüse tut – und auch schmeckt. Wer zu jeder Jahreszeit Zucchini und Artischocken auf dem Teller haben kann, weiß einheimische Wintergemüse wie Weißkohl oder Schwarzwurzeln kaum noch zu schätzen. Wann haben Sie zum Beispiel das letzte Mal Spitzkohl gekocht? Und wie viele verschiedene Bohnen- und Linsensorten kennen Sie? Das, was im Winter wächst, enthält nämlich viele wichtige Nährstoffe, die unser Immunsystem stärken.

Nicht nur unser Körper braucht ein starkes Immunsystem. Die regelmäßige Zufuhr geistlicher „Vitamine" ist für kalte Zeiten ebenso wichtig. Auch unser Glaube ist keine Sonnengarantie oder Schutz vor Krankheiten. Gerade dann, wenn es uns nicht so gut geht, brauchen wir etwas, das uns stark macht, tröstet und voller Hoffnung in die Zukunft, auf den Frühling blicken lässt. Der Winter mit seinen langen Abenden und verminderten Aktivitäten bietet uns die ideale Gelegenheit, uns die Zeit für geistlich Nahrhaftes zu nehmen.

> Ohne Gebet fehlt der Seele die Nahrung.
>
> *Franziska Charvier*

GEBET

Herr,
mein Körper ist ein faszinierendes und kompliziertes Gebilde,
ein geniales Kunstwerk, das du erschaffen hast.
Er hält eine Menge aus, ist kräftig und zuverlässig,
aber zugleich ist er ungeheuer sensibel und reagiert auf das,
was um ihn und in ihm vorgeht.
Trotzdem behandele ich ihn oft wie eine Maschine,
die immer reibungslos zu funktionieren hat.
Bitte vergib mir, wenn ich so lieblos mit deinem Geschöpf umgehe.
In diesem Jahr, Herr,
will ich den Winter nutzen, um meinem Körper etwas Gutes zu tun.
Ich will mehr gesundes Gemüse essen und weniger Schokolade.
Außerdem will ich darauf achten, gut zu essen statt viel.
Und ich will auch meiner Seele eine „Kur" gönnen.
Ich möchte mir Zeit nehmen, auf dich zu hören,
mich nicht mit geistlichem Fast Food abgeben,
sondern gute, nahrhafte Kost zu mir nehmen,
damit mein Glaube schädliche Einflüsse abwehren kann
und ich Kraft für den Alltag gewinne.
Amen.

> Das Fasten ist die Speise der Seele.
> Wie die körperliche Speise stärkt,
> so macht das Fasten die Seele
> kräftiger und verschafft ihr bewegliche Flügel, hebt sie empor und
> lässt sie über himmlische Dinge
> nachdenken.
>
> *Johannes Chrysostomus*

Aus Omas Gemüsegarten

Hier sind einige Lebensmittel aus der „guten alten Zeit", die sich lohnen, zu neuem Leben erweckt zu werden:

Pastinaken
Dieses früher sehr beliebte Gemüse wurde in Deutschland im 18. Jahrhundert von Kartoffel und Möhre weitgehend verdrängt, erlebt aber in letzter Zeit vor allem durch den ökologischen Landbau ein kulinarisches Comeback; die Pastinake enthält viele wichtige Mineralstoffe (Kalium, Phosphor, Eisen, Magnesium und Zink).

Steckrüben
Nicht umsonst kam diese Rübenart in Kriegszeiten zum Einsatz, denn das erstaunliche Gemüse kann den Geschmack anderer Zutaten annehmen. So konnte man aus wenigen Kartoffeln, Karotten oder Äpfeln größere Mengen an Mus oder Eintopf herstellen. Durch ihre Verwendung als „Notnahrung" vor allem im Ersten, aber auch im Zweiten Weltkrieg erfreute die Steckrübe sich lange keiner großen Beliebtheit. Aber die in ihr enthaltenen Vitamine B1, B2, C und der Traubenzucker machen sie zu einem nahrhaften und im übrigen durchaus wohlschmeckenden Wintergemüse.

Rote Bete
Durch ihren hohen Gehalt an Folsäure sowie Vitamin B, Kalium und Eisen eignet sie sich gut für Rohkostsalate, aber auch in traditionellen Gerichten wie Labskaus oder Borschtsch kommt sie zum Einsatz.

Fenchel
Die Fenchelknollen enthalten viel Vitamin C und verschiedene ätherische Öle. Sie werden oft zu Fisch gegessen, der dann noch zusätzlich mit Nährstoffen wie Jod oder ungesättigten Fettsäuren versorgt. Auch die Samen sind wertvolle Bestandteile der Pflanze und als Gewürz oder Tee häufig im Einsatz.

Hülsenfrüchte
Bohnen, Linsen und Erbsen sind sehr eiweißhaltig und gerade für Vegetarier nahezu unverzichtbar – aber auch für Fleischesser bieten sie eine leckere und ausgesprochen preisgünstige Abwechslung. Weil sie sich im getrockneten Zustand hervorragend lagern lassen, sind sie immer verfügbar, was ein weiterer Vorteil ist.

> Lieber eine Schüssel Kraut unter Freunden als der schönste Braten, übergossen mit Hass.
> *Sprüche 15,17 (GN)*

Steckrübenbratlinge mit Ziegenfrischkäse-Dip und Pinienkernen (für 4 Personen)

Sie brauchen:

- 200 g Ziegenfrischkäse
- 1 Schuss Sahne
- 2 EL Pinienkerne
- 3 Tropfen Ahornsirup
- 1 Knoblauchzehe
- 400 g Steckrübe
- 200 g Kartoffeln
- 1 Zwiebel
- 1 Ei
- 2 EL Mehl
- 2 EL Butterschmalz

Und so geht's:
Pinienkerne in einer Pfanne ohne Öl goldgelb rösten.
Schüssel mit halbierter Knoblauchzehe ausreiben. Darin den Käse mit Sahne glatt rühren und mit Salz, Pfeffer, Cayenne, Ahornsirup und einen Teil der Pinienkerne würzen.
Steckrübe, Kartoffel und Zwiebel schälen. Fein reiben, Ei und Mehl zufügen, würzen und alles vermengen. Butterschmalz in einer Pfanne erhitzen und mit einem Löffel die Masse in kleinen Häufchen in der Pfanne verteilen. Bratlinge von beiden Seiten goldgelb angehen lassen. Vor dem Servieren auf einem Küchenpapier abtropfen lassen.
Anrichten: Den Ziegenfrischkäse-Dip in ein kleines Schüsselchen geben und auf einen Teller stellen, davor die Steckrübenbratlinge platzieren.
Guten Appetit!

Tipp: Zu diesem Rezept gibt es ein Video mit Tipps und Tricks zur Zubereitung auf *Chefkoch.de*.

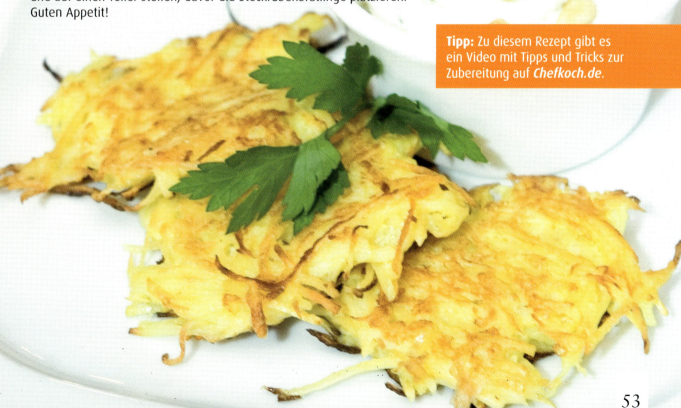

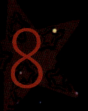

Weihnachten – Licht in der Dunkelheit

> ADVENT
>
> Es treibt der Wind im Winterwalde
> die Flockenherde wie ein Hirt
> und manche Tanne ahnt, wie balde
> sie fromm und lichterheilig wird,
> und lauscht hinaus; den weißen Wegen
> streckt sie die Zweige hin, bereit
> und wehrt dem Wind und wächst entgegen
> der einen Nacht der Herrlichkeit.
>
> *Reiner Maria Rilke*

Ein echtes Highlight

Weihnachten ist für die meisten von uns das Highlight des Jahres. Wir laden die Verwandtschaft ein, kochen gut, ziehen festliche Kleidung an, machen einander Geschenke und denken daran, wie Gott sich selbst an uns Menschen verschenkt hat, indem er seinen Sohn auf die Erde sandte. Wir erinnern uns jener Nacht, als der Stern hell über Bethlehem stand und den Weisen ihren Weg zur Krippe zeigte.

In unserer Welt fehlt es nicht an Licht. Mithilfe der Rund-um-die-Uhr-Stromversorgung machen wir problemlos die Nacht zum Tag, beleuchten Kaufhäuser, Büros und Kirchen und natürlich unsere Häuser und Wohnungen, wann immer es uns passt. Licht ist für uns nichts Besonderes mehr, es hat seine Faszination verloren, seit es uns jederzeit auf Knopfdruck zur Verfügung steht.

Dabei gibt es in dieser so hell erleuchteten Welt noch immer genauso viel Dunkel, genauso viel Leid, Not, Hass und Gewalt wie vor zweitausend Jahren. Auch wenn wir auf alles und jeden das grelle Scheinwerferlicht der Gesellschaft richten, wenn wir durch die Möglichkeiten moderner Medien zu gläsernen Menschen werden, kann doch niemand in unser Herz blicken. Düstere Gedanken, Gefühle der Hoffnungslosigkeit, mangelndes Selbstwertgefühl, Ängste, Schuld, Lieblosigkeit und Kummer werfen Schatten auf die Seele.

Wir brauchen heute wie damals das Licht der Freundlichkeit Gottes. Wir brauchen die Liebe, die in der Gestalt Jesu in die Welt kam, um uns von der Dunkelheit zu erlösen. Wir brauchen sie an jedem Tag unseres Lebens, nicht nur an Weihnachten. Und wenn wir uns dem „Licht der Welt" öffnen, dann können wir dieses Licht weitertragen zu Menschen, denen die Dunkelheit in ihrem Leben noch zu schaffen macht. Lassen Sie sich von diesem Licht erfüllen und machen Sie so jeden Tag des Jahres zu einem echten Highlight!

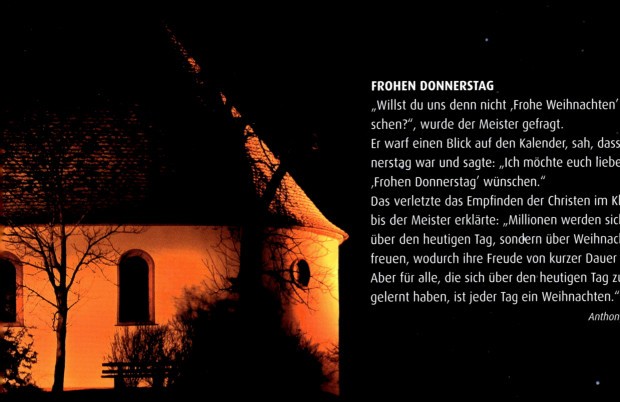

FROHEN DONNERSTAG

„Willst du uns denn nicht ‚Frohe Weihnachten' wünschen?", wurde der Meister gefragt.
Er warf einen Blick auf den Kalender, sah, dass Donnerstag war und sagte: „Ich möchte euch lieber einen ‚Frohen Donnerstag' wünschen."
Das verletzte das Empfinden der Christen im Kloster, bis der Meister erklärte: „Millionen werden sich nicht über den heutigen Tag, sondern über Weihnachten freuen, wodurch ihre Freude von kurzer Dauer ist. Aber für alle, die sich über den heutigen Tag zu freuen gelernt haben, ist jeder Tag ein Weihnachten."

Anthony de Mello

Haarspray und Menschenfreundlichkeit

Es war der vierundzwanzigste Dezember. Draußen froren die Vögel und ich musste noch dringend Haarspray und Zwölf-Volt-Ersatzbirnen für die Christbaumbeleuchtung besorgen, eine Neonlampe einkaufen und die Gans abholen.

Das Haarspray wollte ich übrigens nicht für mich kaufen, sondern für die dünnen Haare meines jüngsten Sohnes, der unbedingt eine hoch gestylte Frisur brauchte für sein inneres Gleichgewicht.

Mein eigenes Gleichgewicht war zu diesem Zeitpunkt aus den Fugen geraten, und ich setzte mich mit einer riesigen Wut ins Auto, weil verschiedene Dinge nicht geklappt hatten.

Die Schaltung und das Gaspedal mussten mal wieder meine Laune aushalten und fügten sich seufzend in ihr Schicksal. Bei der Metzgerei konnte ich schon von Weitem sehen, dass der Raum voller Leute stand, also fuhr ich gleich weiter zum Elektrogeschäft.

Ungeduldig schaltete ich das Radio ein und hörte Worte, aus dem Zusammenhang gerissen: „… kann man heute ja Weihnachten feiern, ohne im Geringsten an das Christkind oder die Geburt in Bethlehem zu denken. Weihnachtsmann, Tannenbaum, Geschenke reichen schon aus, um in Stimmung zu kommen."

„Und was bedeutet Weihnachten für Sie?", fragte eine angenehme Frauenstimme. Es war wohl ein Interview.

„Für mich bedeutet Weihnachten: Es ist erschienen die Güte und Menschenfreundlichkeit Gottes."

Schnitt. Klassische Musik.

Ich war inzwischen bei dem Elektrogeschäft angekommen, stieg aus dem Auto und wusste genau, dass ich ohne dieses Interview die Tür ins Schloss geknallt hätte. Aber jetzt tat ich es nicht, weil mir die Güte und Menschenfreundlichkeit Gottes dazwischengekommen war.

Ich betrat den Laden und blieb verblüfft stehen, denn es roch nach Punsch und heiterer Stimmung. Ein paar Mitarbeiter standen im Hintergrund und schenkten allen, die wollten, ein. Ich raste durch die Abteilung, fand meine Artikel und ließ mich von den angenehmen Düften verführen. Der heiße Punsch schmeckte großartig und wärmte mich von innen wie ein kleiner Ofen, den jemand angezündet hatte.

Meine unterdrückte Wut, die schon durch die Radiostimme ins Wanken gekommen war, löste sich nun bei so viel Menschenfreundlichkeit endgültig auf und ertrank gurgelnd im Becher.

Als ich nachher ins Auto stieg und langsam zur Metzgerei fuhr, dachte ich: „Ja, genau,

das ist es! Das ist Weihnachten: Es ist erschienen die Güte und Menschenfreundlichkeit Gottes und hat mir ein Glas Punsch gereicht."
Ich hob beim Fahren meine rechte Hand und schwor feierlich, dass ich mich heute nicht mehr in schlechte Laune versetzen lassen wollte, weder durch Haarspray oder Gans, noch durch andere Dinge.
Gottes Güte hatte mich erreicht.

ALBRECHT GRALLE

Nach Hause kommen, das ist es, was das Kind von Bethlehem allen schenken will, die weinen, wachen und wandern auf dieser Erde.

Friedrich von Bodelschwingh

Dies ist die Nacht, da mir erschienen
des großen Gottes Freundlichkeit;
das Kind, dem alle Engel dienen,
bringt Licht in meine Dunkelheit,
und dieses Welt- und Himmelslicht
weicht hunderttausend Sonnen nicht.

Kaspar Friedrich Nachtenhöfer

GEBET

Herr,
ich danke dir für deine Freundlichkeit.
In unserer kalten, oft so unfreundlichen Welt
ist sie ein großer Schatz, der größte überhaupt.
Denn durch sie sagst du zu mir:
Ich habe dich lieb
und werde dich begleiten.
Ich lasse dich nicht allein
und zeige dir den Weg, wenn du ihn nicht sehen kannst.
Herr, ich weiß,
dass ich diese Freundlichkeit nicht verdiene.
Und oft bin ich nicht einmal richtig dankbar,
weil ich immer wieder vergesse, was du für mich tust.
Aber ich möchte die Welt gerne ein wenig heller machen,
hier, an dem Ort, an dem ich lebe.
Und dazu brauche ich deine Hilfe, dein Licht.
Amen.

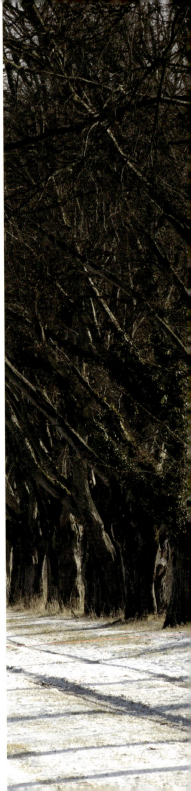

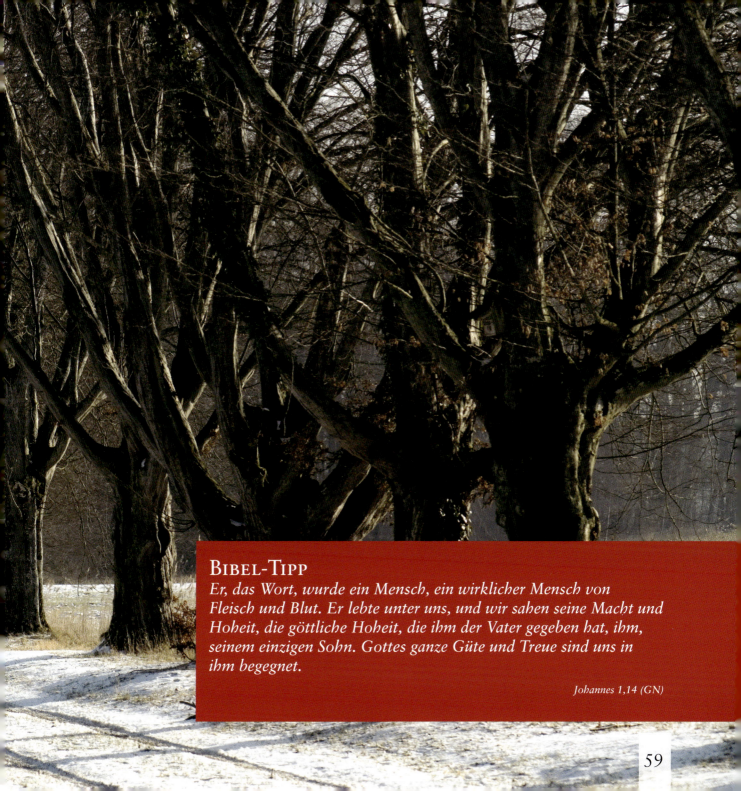

BIBEL-TIPP
Er, das Wort, wurde ein Mensch, ein wirklicher Mensch von Fleisch und Blut. Er lebte unter uns, und wir sahen seine Macht und Hoheit, die göttliche Hoheit, die ihm der Vater gegeben hat, ihm, seinem einzigen Sohn. Gottes ganze Güte und Treue sind uns in ihm begegnet.

Johannes 1,14 (GN)

9 Gemütliche Abende zu Hause – Entspannung und Geborgenheit

Zu Hause sein. Wie sich der ganze Wirrwarr der Gefühle verlieret und ordnet, wenn man aus dem Fremden heimkehrt in seine eigenen vier Wände! Nur zu Hause ist der Mensch ganz.

Jean Paul

Gemütlichkeitstage

Gemütlichkeit, so bescheinigen unsere europäischen Nachbarn uns gerne, ist etwas typisch Deutsches. Sei es die weihnachtlich geschmückte gute Stube, der liebevoll gepflegte und dekorierte Schrebergarten oder die Kerze auf dem Kneipentisch – irgendetwas haben wir offenbar, was andere nicht haben.

In der Kleinstadt Jefferson im US-Bundesstaat Wisconsin, wo viele der knapp achttausend Einwohner deutsche Vorfahren haben, werden alljährlich die „Gemuetlichkeit Days", die Tage der Gemütlichkeit, gefeiert, mit einem Umzug, mit deutscher Blasmusik und Volkstanz. Es ist das Highlight der Stadt, die sich auch „Gemuetlichkeit City" nennt. Wie auch immer es um folkloristische Tradition in unserem Land bestellt sein mag – jedenfalls neigen wir dazu, uns allein oder mit der Familie an ein heimeliges Plätzchen mit warmer Atmosphäre zurückzuziehen. Wir mögen es kuschelig, vertraut und warm. Selbst mit Freunden sitzen wir gerne in unseren eigenen vier Wänden, kochen und essen und reden, wo Engländer um die Häuser ziehen, Franzosen in Cafés und Restaurants dinieren und Italiener auf der Piazza diskutieren. Wie zu keiner anderen Jahreszeit macht sich diese Neigung im Winter bemerkbar. Stimmungsvolles Kerzenlicht, nicht nur zu Weihnachten, kommt auf dem Esstisch ebenso zum Einsatz wie beim romantischen Abend zu zweit oder beim nachmittäglichen Kaffee und Kuchen. Auch feste Traditionen, gerade in der Weihnachtszeit, geben uns das Gefühl der Geborgenheit. Vertraute Gewohnheiten und Rituale bilden einen schützenden Rahmen für unseren Alltag, oft, ohne dass es uns bewusst ist. Der erste Kaffee oder Tee morgens früh, den wir fast noch im Schlaf zubereiten; die klar geregelte Nutzung des gemeinsamen Badezimmers, die Voraussetzung für einen entspannten Tagesanfang ist; feste Frühstücksgewohnheiten bei großen und kleinen Familienmitgliedern. Und ebenso abends, vor dem Zubettgehen: vertraute Abläufe, Einschlafrituale, Reflexion über den vergangenen Tag, Vorbereitung des kommenden.

Bei all diesen fast automatisch ablaufenden Dingen lohnt es, hin und wieder bewusst die Zeit zu Hause zu gestalten. Warum nicht einmal ganz persönliche „Gemütlichkeitstage" feiern? Ob als Familie, mit Freunden oder allein – genießen wir die langen Winterabende in unseren vier Wänden! Dann werden wir neu dankbar für das, was wir haben, und für die Menschen in unserem Leben, die uns Geborgenheit geben.

Mach zur Geborgenheit den Tag, in dem ich hänge.
Und drängen Dienst und Zeit, gib Freiheit im Gedränge.

Martin Luther

Wohlfühl-Oasen im eigenen Heim:

- Ein Filmabend mit romantischen Komödien und einer großen Schüssel Kartoffelchips: eine prima Gelegenheit, auf dem Sofa zu kuscheln und sich nach einem langen Arbeitstag zu entspannen.
- Ein Badeabend mit ätherischen Ölen, einem Glas Multivitamindrink oder Rotwein und leiser Musik im Hintergrund: eine Auszeit von der Kälte des Winters, die schön müde macht.
- Ein Spieleabend mit der ganzen Familie oder mit Freunden: So können Sie bewusst Zeit mit geliebten Menschen verbringen, Spaß haben und die Alltagssorgen eine Zeit lang verbannen.
- Ein Gesprächsabend mit anderen Christen: Gemeinsam in der Bibel zu lesen und zu beten macht uns neu bewusst, wo wir jenseits von schöner Wohnung und glücklicher Familie Geborgenheit finden können.
- Ein Kreativabend mit Malen, Basteln oder Musizieren: Schöpferische Aktivitäten machen zufrieden und sind eine tolle Möglichkeit, die eigenen Begabungen im wahrsten Sinne des Wortes auszuschöpfen.
- Ein Kochabend mit leckeren neuen Rezepten: Es muss kein Fünf-Gänge-Menü sein, aber Neues auszuprobieren und (am besten gemeinsam mit anderen) kreativ zu kochen, macht Spaß und sorgt für das leibliche Wohl im Winter.

Winterliches Ragout (für 6 Personen)

Sie brauchen:

1,25 kg Schweineschulter ohne Knochen
8 EL Olivenöl
2-3 frische Salbeiblätter
2-3 frische Rosmarinzweige
6 EL Tomatenmark, aufgelöst in einer Tasse warmes Wasser
400 g gehackte Tomaten aus der Dose
Brühe
500 g Kartoffeln, geschält und gewürfelt
300 g tiefgefrorene Erbsen
4 große Möhren, in große Stücke geschnitten
Salz und frisch gemahlenen Pfeffer
Kartoffelpüree

Und so geht's:

Das Fleisch in Würfel schneiden. Das Öl in einem Topf mit den Kräutern einige Minuten erhitzen, dann das Fleisch hinzufügen und scharf anbraten. Die Hitze reduzieren und das aufgelöste Tomatenmark und die Tomaten hinzufügen.
Soviel Brühe zugeben, dass das Fleisch gerade bedeckt ist, dann Deckel auflegen und bei kleiner Hitze ungefähr 30 bis 45 Minuten köcheln lassen,
dabei gelegentlich umrühren.
Kartoffeln, Erbsen und Möhren hinzufügen. Deckel auflegen und weitere 20 bis 30 Minuten kochen beziehungsweise bis das Gemüse gar ist. Abschmecken und dann mit Kartoffelpüree servieren.
Tipp: Achten Sie darauf, dass das Fleisch lange genug kocht, damit es ganz zart wird. Die Hitze sollte so gering wie möglich sein, sodass die Flüssigkeit im Topf sich kaum bewegt. Dieses Ragout kann auch mit Wild zubereitet werden, wenn Sie das lieber mögen.

Wunderbar geborgen

Der Honigsauger gehört zu den winzigsten Vögeln Indiens. Die Missionarin Amy Carmichael beobachtete ihn, wie er ein Nest baute. Es war ein hängendes Nest, das an vier hauchdünnen Fäden aufgehängt war. Ein wunderbar zartes, kunstvolles Gebilde, mit einem richtigen kleinen Dach und einer winzigen Halle, zu dessen Zerstörung schon ein kräftiger Wasserspritzer oder die Berührung eines Kindes ausreicht.

Amy erzählt, wie ein Honigsauger ein solches Nest kurz vor dem Monsunregen baute. Sie konnte sich des Eindruckes nicht erwehren, dass hier die Kunstfertigkeit und die Klugheit dieses Vögelchens vergeblich sein würden, denn wie könnte ein so zartes Bauwerk, das den Winden und wolkenbruchartigen Regengüssen schutzlos ausgesetzt war, standhalten?

Der Monsun setzte mit voller Stärke ein, und sie beobachtete das in den Zweigen unter der Gewalt des Sturms hin- und herschwankende Nest. Erst jetzt bemerkte sie, dass es so dicht unter den Blättern angebracht war, dass diese die Wassertropfen wie eine Dachrinne ableiten konnten.

Da saß nun der kleine Vogel und hatte sein Köpfchen auf den kleinen balkonartigen Vorsprung des Nestes gelegt. Sooft ein Wassertropfen auf seinen langen, geschwungenen Schnabel fiel, saugte der Vogel ihn wie köstlichen Nektar ein. Die Stürme tobten, aber der Vogel saß ruhig und furchtlos auf seinen Eiern.

Als Kinder Gottes haben wir einen viel festeren Ruheort für Haupt und Herz als der kleine Vogel auf seinem Nestsims. Wir haben Gottes Verheißungen. Und sie genügen uns, wie heftig der Sturm auch toben mag.

CHARLES E. COWMAN

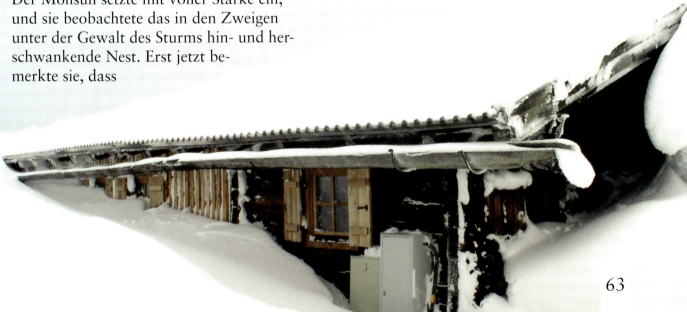

Geborgen unter Gottes Schutz

Wer unter dem Schutz des höchsten Gottes lebt,
darf ruhen bei ihm, der alle Macht hat.
Er sagt zum Herrn: „Du bist meine Zuflucht,
bei dir bin ich sicher wie in einer Burg.
Mein Gott, ich vertraue dir!"
Du kannst dich darauf verlassen:
Der Herr wird dich retten vor den Fallen, die man dir stellt,
vor Verrat und Verleumdung.
Er breitet seine Flügel über dich,
ganz nahe bei ihm bist du geborgen.
Wie Schild und Schutzwall deckt dich seine Treue.
Du sagst: „Der Herr ist meine Zuflucht."

Beim höchsten Gott hast du Schutz gefunden.
Darum wird dir nichts Böses geschehen,
kein Unheil darf dein Haus bedrohen.
Gott hat seinen Engeln befohlen, dich zu beschützen, wohin du auch gehst.
Sie werden dich auf Händen tragen, damit du nicht über Steine stolperst.
Löwen und Schlangen können dir nicht schaden, du wirst sie alle niedertreten.

Gott selber sagt: „Er hängt an mir mit ganzer Liebe,
darum werde ich ihn bewahren.
Weil er mich kennt und ehrt, werde ich ihn in Sicherheit bringen.
Wenn er mich ruft, dann antworte ich.
Wenn er in Not ist, bin ich bei ihm;
ich hole ihn heraus und bringe ihn zu Ehren.
Ich gebe ihm ein langes, erfülltes Leben;
er wird die Hilfe erfahren, auf die er wartet."

Aus Psalm 91 (GN)

10 Hab Sonne im Herzen – Frühlingsgedanken für Leib und Seele

> Frühling, Frühling! Welche Zunge vermöchte ihn auszusagen, den Zauber, der schon im Worte liegt und das Herz schlagen lässt voll süßer Sehnsucht und seliger Hoffnung.
>
> *Sophie Alberti*

Vorfreude

Endlich – der Frühling lässt sich nicht mehr aufhalten. Die Schneeglöckchen sind an Hecken und Zäunen zu sehen und die ersten Krokusse strecken vorwitzig ihre bunten Köpfe heraus. Wir wälzen Urlaubsprospekte, bepflanzen die Blumenkästen und Kübel auf Balkon und Terrasse und können es kaum erwarten, die Gartenmöbel aus dem Keller zu holen. Das Warten soll endlich ein Ende haben, eine kreative Unruhe erfüllt uns, wir haben wieder mehr Energie, die Tage werden länger und der Blick richtet sich auf das nahende Osterfest.

„Vorfreude ist die schönste Freude", sagt der Volksmund. Und da ist etwas dran, auch in anderen Bereichen des Lebens. Sich freuen auf das, was kommt – das lenkt den Blick in die Zukunft, eröffnet Perspektiven, schafft eine Dynamik, weil wir aktiv werden, vorwärtsgehen. Hier und da gibt es noch kleinere Rückschläge, Kälteeinbrüche, aber sie können das Unvermeidliche nicht aufhalten. Der Frühling, die Zeit des Wachsens und Blühens, kommt!

In der Bibel ist oft vom Reich Gottes die Rede, das zwar schon jetzt da ist, aber noch nicht ganz. Es ist im Leib Christi, in der Kirche bereits angelegt, aber noch nicht vollendet. Die vollkommene Welt ist noch nicht Wirklichkeit, wir stehen noch in den Startlöchern, aber wir leben in der Hoffnung, ja der Gewissheit, dass dieses göttliche Reich kommen wird. Wir warten, voller Vorfreude. Und die Zeit des Wartens ist nicht passiv, sondern eine Zeit, in der wir die Liebe Gottes in die Welt hinaustragen sollen, damit sie die Welt erwärmt und das Eis zwischen Menschen schmilzt.

Machen Sie jemandem eine (Vor-)Freude

Überlegen Sie doch einmal, ob es in Ihrer Familie, im Freundeskreis oder in der Gemeinde jemanden gibt, der im Frühling etwas zu feiern hat. Einen Geburtstag oder Jahrestag vielleicht? Das Abitur oder die Pensionierung? Oder auch einen lang ersehnten Urlaub? Erwartet jemand Nachwuchs? Es gibt viele Dinge, auf die man warten kann. Wie wäre es, wenn Sie diesem Menschen einen Vorfreude-Kalender basteln? Es muss schließlich nicht Advent sein, um sich auf etwas Schönes zu freuen. Werden Sie kreativ und malen, kleben oder nähen Sie einen Hochzeits-, Baby- oder Osterkalender, an dem der oder die Beschenkte sich einen Monat lang erfreuen kann! Süßigkeiten sind dabei nur eine von vielen Möglichkeiten – Zitate, von den Kindern gemalte Bilder, Liedverse oder Fotos eignen sich ebenfalls für einen solchen Kalender. Wenn derjenige, an den Sie dabei denken, weit entfernt lebt, können Sie auch jeden Tag einen elektronischen Gruß schicken. Lassen Sie sich etwas einfallen und machen Sie einem lieben Menschen eine (Vor-)Freude!

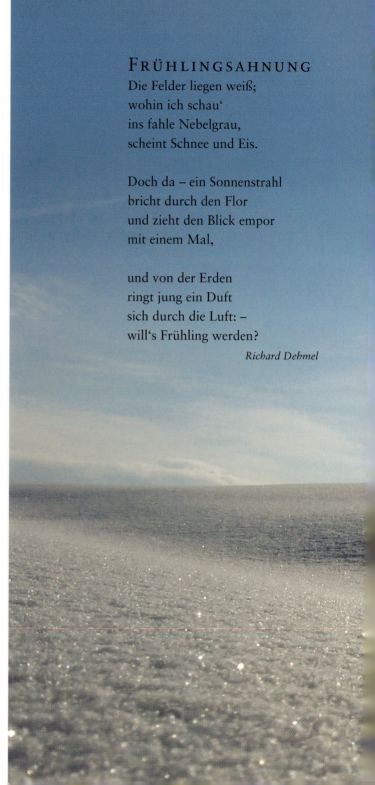

FRÜHLINGSAHNUNG

Die Felder liegen weiß;
wohin ich schau'
ins fahle Nebelgrau,
scheint Schnee und Eis.

Doch da – ein Sonnenstrahl
bricht durch den Flor
und zieht den Blick empor
mit einem Mal,

und von der Erden
ringt jung ein Duft
sich durch die Luft: –
will's Frühling werden?

Richard Dehmel

Sich freuen …

… auf den ersten Eisbecher in der Frühlingssonne.
… auf die Osterglocken im März.
… auf den Duft der Wälder an den ersten warmen Tagen.
… auf den Tag, an dem man den Wintermantel im Schrank verstauen kann.
… auf das zarte Grün, das die kahlen Äste der Bäume belebt.
… auf den ersten Tag, an dem man keine Strümpfe mehr tragen muss.
Auf was freuen Sie sich?

WINTERGROSSSTADTMORGEN

Durch die Friedrichstraße – die Laternen brennen nur noch halb,
der trübe Wintermorgen dämmert schon –
bummle ich nach Hause.
In mir, langsam, steigt ein Bild auf.
Ein grüner Wiesenplan,
ein lachender Frühlingshimmel,
ein weißes Schloss mit weißen Nymphen.
Davor ein riesiger Kastanienbaum,
der seine roten Blütenkerzen
in einem stillen Wasser spiegelt!

Arno Holz

Das Schöne am Frühling ist, dass er immer dann kommt, wenn man ihn am dringendsten braucht.

Jean Paul

Gebet

Herr,
ich freue mich so,
dass der Winter bald zu Ende geht.
Ich male mir aus, wie es sein wird,
wenn an den ersten warmen Tagen die Menschen fröhlich durch die Straßen ziehen,
in Cafés sitzen und die Wanderschuhe schnüren.
Danke für das neue Leben,
das in der Natur sichtbar wird
und das an Ostern durch deine Auferstehung triumphiert.
Ich danke dir aber auch für die vergangenen Wintermonate,
in denen ich mehr Zeit für mich hatte
und mehr Zeit für dich.
Schenk du mir doch bitte die Energie,
mich jetzt anderen Menschen zuzuwenden
und ihnen mit deiner Liebe zu begegnen,
damit sie etwas von deinem Reich spüren.
Amen.

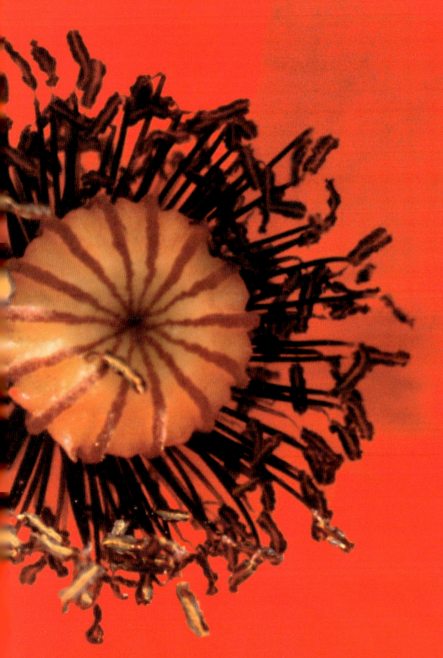

In jedem Winter
steckt ein zitternder Frühling,
und hinter dem Schleier jeder Nacht
verbirgt sich ein lächelnder Morgen.

Kahlil Gibran

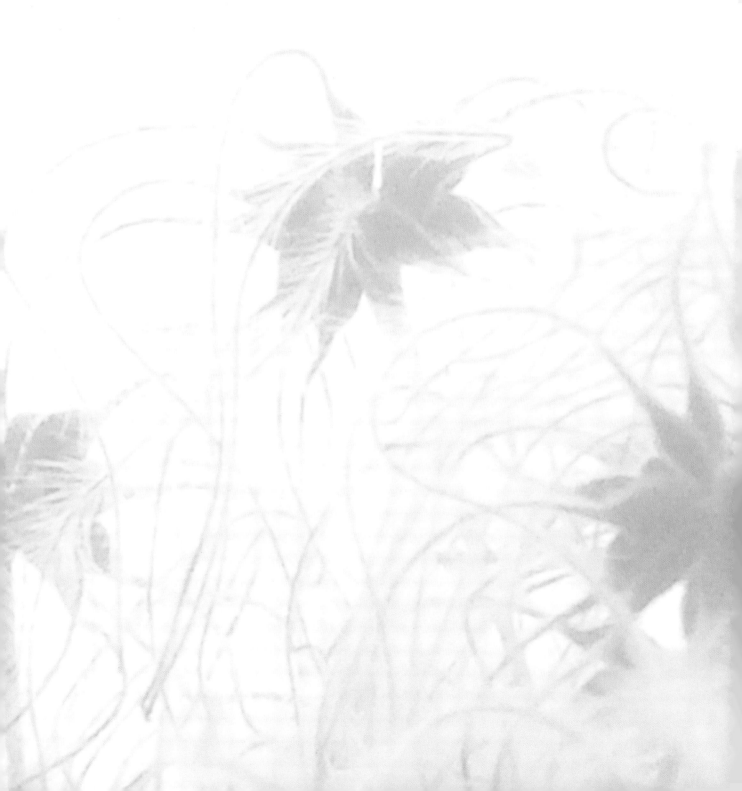